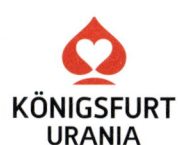

Der Autor

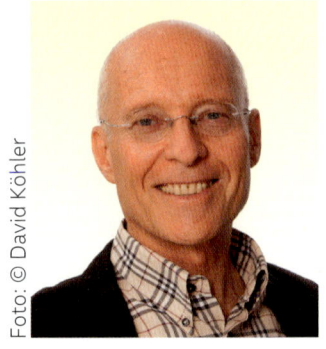

Foto: © David Köhler

Dr. med. Ruediger Dahlke, geboren am 24. Juli 1951 in Berlin, ist als Seminarleiter und Referent international tätig. Er entwickelte die ganzheitliche Psychosomatik von »Krankheit als Symbol« und bildet darin aus. Seine Bücher gibt es in 28 Sprachen. »Bewusst fasten« war Ruediger Dahlkes erstes Buch und erschien erstmals 1980. »Schicksalsgesetze« und »Schattenprinzip« vermitteln die Basis, die »Peace-Food«-Reihe machte den veganen Lebensstil populär. Die »Integrale Medizin-Ausbildung« führt zum ärztlichen Zusatztitel »Arzt für Naturheilverfahren«, steht aber allen offen. Ruediger Dahlke zählt zu den Mitbegründern der veganen Welle.

Danksagung des Autors

Für Korrekturen danke ich meiner »Peace-Food«-Köchin der ersten Stunde Dorothea Neumayr, für inhaltliche Ergänzungen meiner Fastenwanderbegleiterin Simone Vetters. Und ich danke all den mutigen Umsteigerinnen auf »Peace-Food« für ihre vielen Feedbacks und ihre Courage, diese Idee weiterzutragen.

Weitere Infos

www.dahlke.at
www.taman-ga.at

RUEDIGER DAHLKE

VEGAN!
Ist das ansteckend?

130 Fragen und Antworten
rund um die vegane Ernährung

KÖNIGSFURT–URANIA

Haftungsausschluss

Die in diesem Buch enthaltenen Informationen und Ratschläge wurden vom Autor sorgfältig recherchiert und geprüft. Eine Garantie kann dennoch nicht übernommen werden. Die Informationen und Ratschläge sind außerdem nicht dazu gedacht, die Beratung durch einen Arzt oder Therapeuten zu ersetzen, sofern eine solche angezeigt ist. Eine Haftung des Autors oder des Verlags ist ausgeschlossen.

Bibliografische Information der Deutschen Nationalbibliothek

Die Deutsche Nationalbibliothek verzeichnet diese Publikation in der Deutschen Nationalbibliografie; detaillierte bibliografische Daten sind im Internet über http://dnb.d-nb.de abrufbar.

Die Texte und Abbildungen in diesem Buch sind urheberrechtlich geschützt. Kein Teil dieses Buches darf ohne schriftliche Genehmigung durch den Verlag reproduziert oder in irgendeiner Weise weiterverwendet werden; das gilt besonders auch für eine Verwendung im Internet. Ausgenommen sind kurze Zitate oder kleine Buchausschnitte innerhalb von Besprechungen dieses Buches.

Originalausgabe

Krummwisch bei Kiel 2017

© 2017 by Königsfurt-Urania Verlag GmbH
D-24796 Krummwisch
www.koenigsfurt-urania.com

Umschlaggestaltung: Grafikdesign Hansen – Jan-Dirk Hansen, München

Abbildungen: Alle Fotos © fotolia: Seite 8 © jackfrog, Seite 14 © Halfpoint, Seite 17 © jackfrog, Seite 20 © Kzenon, Seite 24 © chamillew, Seite 27 © Alekss, Seite 29 © Budimir_Jevtic, Seite 33 © Serjik_Ahkhundov, Seite 36 © Rawpixel.com, Seite 41 © auremar, Seite 45 © detailblick-foto, Seite 46 © Picture-Factory, Seite 49 © Oksana_Kuzmina, Seite 53 © Gina_Sanders, Seite 56 © jackfrog, Seite 61 © Alexander_von_Dueren, Seite 67 © famveldman, Seite 70 © antonioguillem, Seite 75 © gioiak2, Seite 78 © Halfpoint, Seite 82 © underdogstudios, Seite 86 © Antonioguillem, Seite 90 © tibanna79, Seite 95 © jackfrog, Seite 99 © Floydine, Seite 103 © Mstudio, Seite 106 © stockphotograf, Seite 112 © peangdao, Seite 119 © arizanko, Seite 130 © geertweggen

Programm- und Projektleitung: Susanne Kirstein, München

Lektorat: Text & Form, Nicola von Otto, München

Korrektur: Susanne Langer, Germering

Satz und Layout: Grafikdesign Hansen – Jan-Dirk Hansen, München

Druck und Bindung: Finidr s.r.o

Printed in EU

ISBN 978-3-86826-155-4

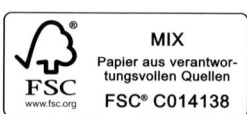

Vegan steckt an — mit Peace-Food gesund essen, die Erde gesunden lassen

Was wir der Erde antun, tun wir uns selbst an. Sobald wir aufhören, unserer Erde anzutun, was wir ihr und uns mit dem Verzehr von Tierprotein antun, wird es uns besser gehen, weil wir aufhören, uns selbst medizinisch und sie ökologisch zu misshandeln.

Daraus werden sich auch ein entspannteres Lebensgefühl und ein entspannterer Lebensstil ergeben. Wer nicht mehr töten (lassen) muss, um zu leben, wird dem Leben näherkommen und sich vom Leben wie auch von allen lebendigen Wesen angenommener fühlen.

»Peace-Food« in Kombination mit Phasen bewussten, ganzheitlichen Fastens und vernünftigem Veganismus führten zu einem Lebensstil, der an Eleganz und Würde schwerlich zu überbieten ist. Man bekommt alles, was man braucht – und braucht erstaunlich wenig. Reines Überleben ist kein Thema mehr und gehört der Vergangenheit an – auf dem Weg zu Frieden auf Erden, zur gesundvitalen Einheit mit allem.

Inhaltsverzeichnis

Kapitel 1

FAQs zum Phänomen »vegan«   10
»Vegan« in aller Munde – was ist dran an diesem Trend? Ist es denn nur ein Trend? Antworten auf die brennendsten Fragen dazu finden sich in diesem Kapitel.

Kapitel 2

Wo führt der vegane Hype noch hin?!   22
Eine Massenbewegung kann Euphorie und gleichzeitig große Sorgen und Ängste auslösen. Wie sich das beim Thema »vegan« verhält, verrät dieses Kapitel.

Kapitel 3

Die veganen Schattenseiten   30
Es gibt kein Weiß ohne Schwarz, nichts Positives ohne Negatives. Dieses Kapitel bringt Licht ins Dunkle möglicher veganer Gefahren.

Kapitel 4

Vegan – vom Fleisch gefallen   38
Jetzt haben wir den Salat! Ist »vegan« nicht doch eine »Niete«? Ist der Verzicht auf Fleisch nicht doch ein Verlust? All das klärt dieses Kapitel.

Kapitel 5

Die Chancen des Veganismus   50
»Eure Nahrungsmittel sollen eure Heilmittel und eure Heilmittel eure Nahrungsmittel sein« sagte schon Hippokrates. Ob »vegan« das kann, steht hier.

Kapitel 6
Mögliche vegane Risiken und Zweifelsfälle   64
Für Schwangere, (Klein-)Kinder, Jugendliche, Kranke, Alte, Leistungssportler ist »vegan« riskant, ja oder nein? Das beleuchtet dieses Kapitel.

Kapitel 7
Veganismus, Gesundheitsprobleme & Krankheiten   72
Mit den Chancen und Risiken veganer Ernährung für Herz und Kreislauf, bei ernsten Krankheiten und Einschränkungen beschäftigt sich dieses Kapitel.

Kapitel 8
Vegan ernähren ganz praktisch   92
Wie der Alltag zu Hause, unterwegs, im Büro, in der eigenen Küche, in Kantine und Restaurant schnell und einfach vegan wird, ist hier nachzulesen.

Kapitel 9
Mythenforum der Ernährung – ein veganer Essay   122
Weg von Machismus, Lobbyismus und Fanatismus, hin zu Gerechtigkeit, Gesundheit, Glück, Frieden und Freiheit – pflanzlich-vollwertig-fleischlos macht es möglich!

Anhang
Bücher, CDs, Adressen & Co., die weiterhelfen   132

Register   139

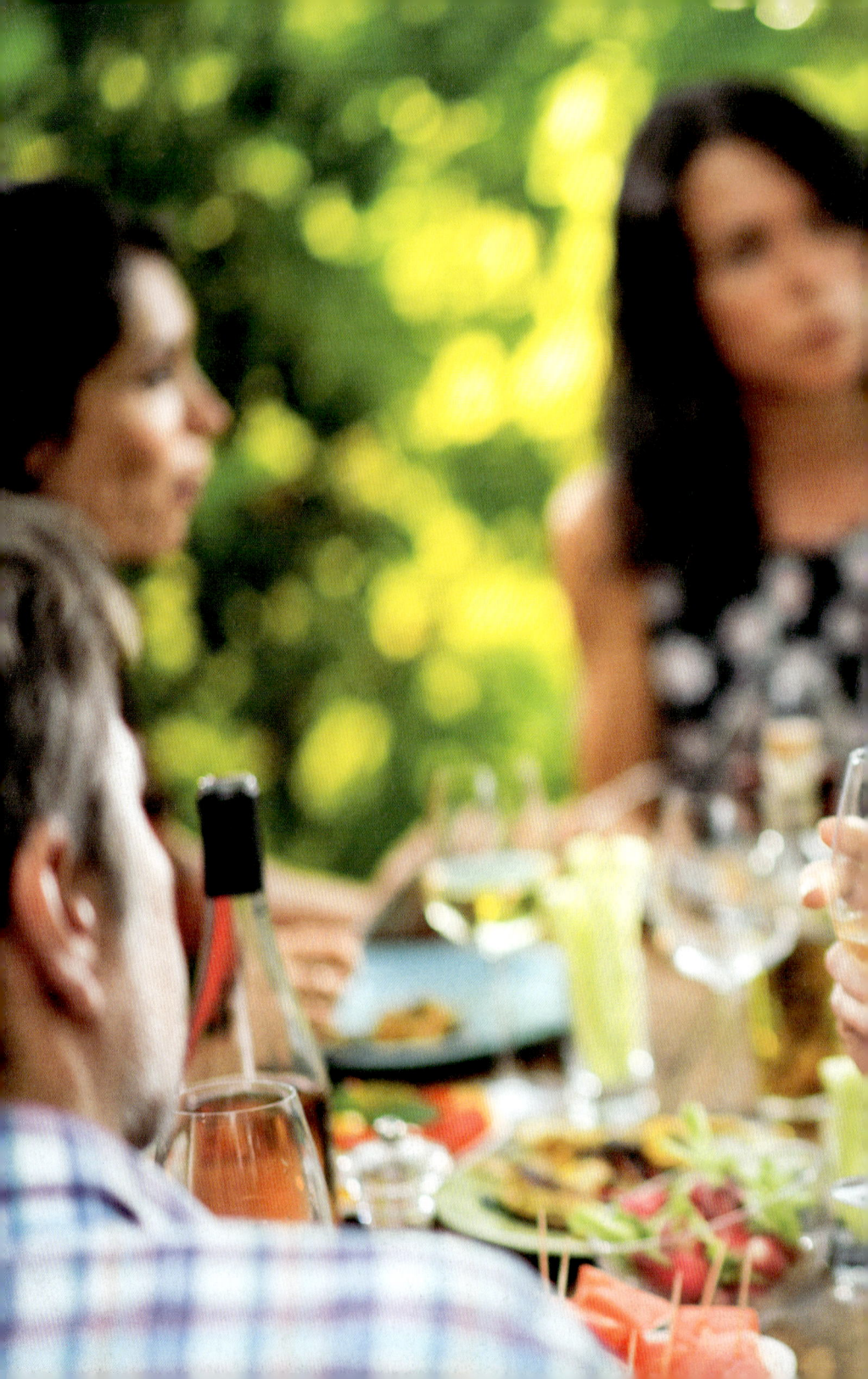

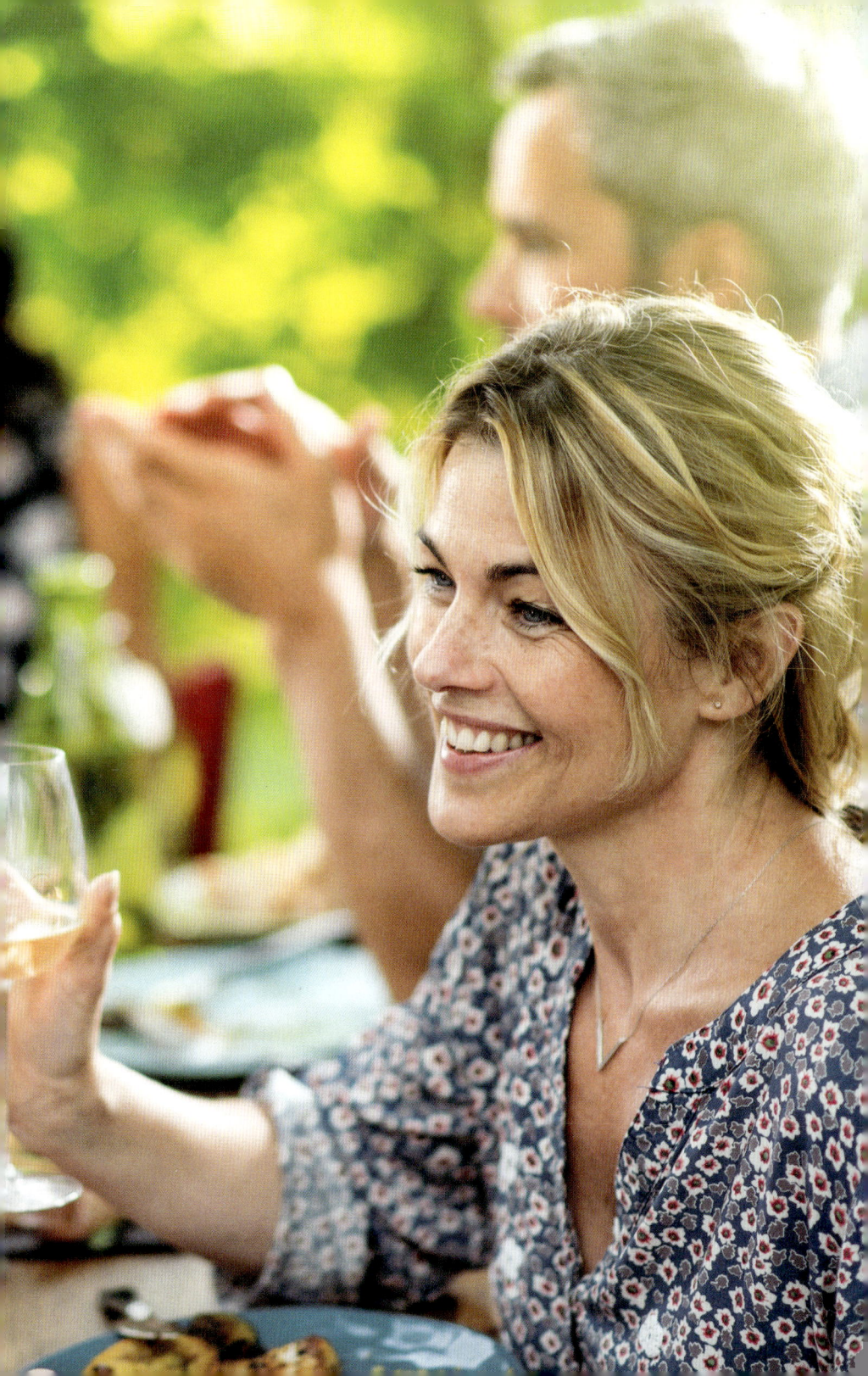

KAPITEL 1

FAQs zum Phänomen »vegan«

Geschichte

Gibt es tatsächlich massenhaft Veganer?

In Österreich leben laut ORF bereits ca. 17% der jungen Frauen im Alter zwischen 19 und 39 vegan. In Deutschland ernähren sich etwa 7,8 Millionen Menschen vegetarisch und rund 900000 vegan (Stand Anfang 2017). Laut Schätzungen (Stand 2016) kommen dort derzeit etwa 2000 Vegetarier und 200 Veganer täglich hinzu. Generell leben viel mehr Frauen als Männer vegetarisch bzw. vegan. Global ist der vegane Trend ebenfalls mehr als deutlich. Die Anzahl der vegetarisch-vegan lebenden Menschen wird weltweit auf 1 Milliarde geschätzt, führend ist dabei übrigens Indien. Viele »reichere« Länder und Nationen ziehen mit großen Schritten nach. Wir Veganer – besonders auch in Österreich und Deutschland – sind also schon deutlich mehr, als unsere Kritiker ohnehin befürchten …

Wie kam es eigentlich zur veganen Massenbewegung?

Karen Duve brachte mit ihrem Buch »Anständig essen – ein Selbstversuch« zum Themenkomplex gesunde, ethisch vertretbare Ernährung sowie vollkommen pervertierte, qualvollste Massentierhaltung 2010 viele Menschen zum Nachdenken und vor allem -spüren: »Anständig essen« im Sinne von insbesondere fleischmäßig »so richtig reinhauen« bekam mit diesem Buch (und nicht zuletzt seinen Folgen im Internet) eine gegenteilige Bedeutung, nämlich (auch) beim Essen »Anstand walten zu lassen«.

Ins gleiche Horn stieß Jonathan Safran Foer mit seinem internationalen Bestseller »Tiere essen«, bei dessen Lektüre den meisten selbiges vergangen sein dürfte. Oder man war – wie ich – froh, an diesem entsetzlichen Gemetzel schon lange keinen Anteil mehr zu haben.

Wenn auch allein auf menschliche Gesundheit zielend, schlug T. Colin Campbells »China Study: Pflanzenbasierte Ernährung und ihre wissenschaftliche Begründung« in dieselbe Kerbe, nun auch noch mit verschiedenen Fakten aus der Forschung untermauert.

Von seinen Thesen befeuert schrieb ich 2010 schließlich »Peace-Food. Wie der Verzicht auf Fleisch und Milch Körper und Seele heilt«. Es war das erste Werk der Peace-Food-Buchreihe. Und ich meinte und meine Peace-Food wörtlich: Friedensessen, Essen für inneren und äußeren Frieden, der eigenen Gesundheit zuliebe, aber auch den Hungernden in dieser Welt, unserer Umwelt, unserem Planeten und allen Tieren zuliebe.

Friede den Bäuchen, den Hütten – und zwischen den Menschen!

»Peace-Food« erschien 2011, verbreitete sich rasch und erreichte – zusammen mit dem Titel »Vegan für Einsteiger – in 4 Wochen zu einem gesunden, nachhaltigen Leben« und später diversen »Peace-Food«-Kochbüchern – Hunderttausende. Es infizierte sie sozusagen mit »ansteckender Gesundheit«. Was bedeutet das? Peace-Food sollte als pflanzlich-vollwertige vegane Kost die menschliche Ernährung der Zukunft werden. Es kann – speziell in Verbindung mit bewusstem, ganzheitlichem Fasten – u.a. zu einer Befreiung der Sinne sowie einer Veränderung des persönlichen Blickwinkels und der Lebenswahrnehmung im ganz Kleinen wie im ganz Großen führen.

Zusammenfassend kann ich sagen: »Peace-Food« hat seit 2011 nicht nur zur veganen Welle beigetragen, sondern sie vielmehr ausgelöst.

Was waren die Gründe für den veganen Aufbruch?

Es waren wohl die begründete Sorge um die eigene und die allgemeine Gesundheit sowie moralische Gründe, die das Feuer auch so stark entfachten und schließlich zum Flächenbrand werden ließen: immer neue widerliche Lebensmittelskandale, die stetige Zunahme von wohlstandsbedingten Gesundheitsproblemen – beispielsweise starkes Übergewicht, Diabetes mellitus, Herz-Kreislauf-Erkrankungen, Autoimmunkrankheiten und sogar etliche Krebserkrankungen –, katastrophale Zustände in der Nutztierzucht und -massenhaltung, die damit verketteten gravierenden Probleme für unsere Umwelt, der besorgniserregende Klimawandel sowie nicht zuletzt die absolut ungleiche und damit ungerechte Verteilung von ausreichend Nahrung und sauberem Trinkwasser auf der Erde.

Diese humanitären, ökologischen und tierethischen Gründe hatte ich schon seit Jahrzehnten gebetsmühlenartig und mit vergleichbar geringer Resonanz ins Feld geführt. Aber da war das Feld eben noch nicht bereit(et).

Mitte 2012 erschien der kochende Autodidakt und angehende Physiker Attila Hildmann aus Berlin, Jahrgang 1981, mit seiner veganen Challenge auf der Social-Media-Bildfläche: »Vegan for Fit – die 30-Tage-Challenge«, ein Experiment mit 100 Testpersonen, die in 30 Tagen durch Umstellung auf vegane Ernährung in Verbindung mit Sport ein neues Lebensgefühl bekommen sollten. Alle Probanden hielten bis zum Ende durch und verloren in dieser Zeit zusammen rund 455 Kilogramm Fett. Die meisten fühlten sich hinterher deutlich besser und hatten so manches gesundheitliche Problem wie Neurodermitis, Reizdarmsymptome oder Migräne hinter sich gelassen.

Attila Hildmanns vegane Challenge und die damit einhergehende Begeisterung wie auch seine Kochbücher verschafften dem Veganismus speziell in der jungen Generation eine geradezu unheimliche Virulenz. Hier dürfte die Ansteckung am raschesten verlaufen sein, wohl weil mit ihm auch die heute so entscheidende Komponente des Aussehens hinzukam. Der Kochbuchautor hatte sich ja schließlich auf veganem Weg vom übergewichtigen »Nerd«, vom »Speckmops«, wie er selbst sagte, zum bodygebildeten Vorzeigeathleten gemausert. Das beeindruckte und provozierte – natürlich Nachahmung.

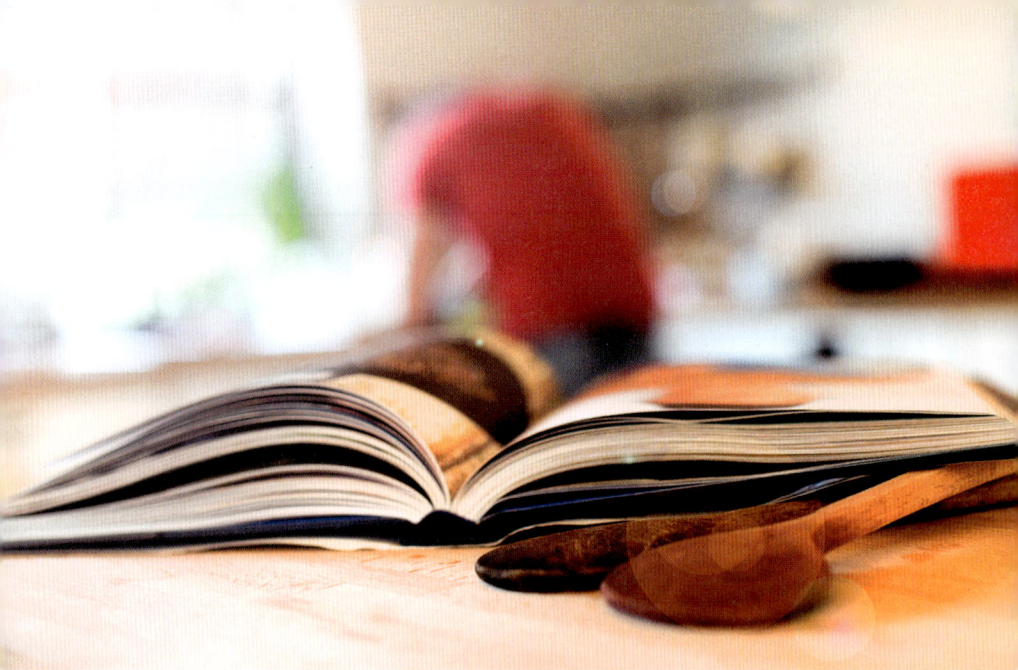

So wurde der Boden für den Verzicht auf Tierisches endlich fruchtbar, und der große Satz des berühmten französischen Schriftstellers Victor Hugo aus dem 19. Jahrhundert bewies einmal mehr seine Tragweite: »Nichts kann eine Idee aufhalten, deren Zeit gekommen ist.«

Was genau ist Ihr »Peace-Food«? Ein Synonym für »vegan«?

Peace-Food steht für pflanzlich-vollwertige Kost, ist also nicht nur einfach vegan, denn auch Weißmehl und -zucker sind ja vegan. Peace-Food ist deutlich umfassender und bedeutet eine dauerhafte Ernährung unter konsequentem Weglassen von Tierproteinen sowie -fetten auf der Basis vollwertiger Kohlenhydrate und hochwertigen pflanzlichen Eiweißes. Wobei der Verzichtaspekt auf Fleisch, Wurst & Co. heute keine große Rolle mehr spielt, weil es mittlerweile guten Ersatz für Fleisch, Fisch, Ei und Milch(-produkte) gibt – und das Angebot an entsprechenden hochwertigen Lebensmitteln wird ständig größer. Also kann man auch weiterhin u.a. Schokolade und Kekse essen, was in der veganen Anfangszeit vielen Einsteigern hilft. Nach und nach wird man merken, wie viel Besseres und Wohlschmeckenderes es im pflanzlich-vollwertigen Reich zu entdecken gibt.

Warum sollten wir alle so essen? Ganz einfach: Fleisch und Milchprodukte machen krank. Vor allem Krebs- und Herz-Kreislauf-Erkrankungen gehen auf deren Konto, aber auch viele weitere wie Diabetes mellitus, Allergien und Autoimmunerkrankungen. Das wiederum liegt an zwei Dingen: Mit tierischer Nahrung nehmen wir zu viel Totes auf. Und wir essen unsägliches Leid mit, Qual, Folter und Elend, die Tieren in industriellen Massentierzuchthäusern und Großschlachthöfen angetan werden.

Peace-Food ist dagegen der heilsame Weg für ein genussvolles, erfülltes, langes Leben in körperlicher und seelischer Balance, ist außerdem die ideale Antwort auf all jene Krankheitsbilder, die einer Ernährungstherapie zugänglich sind. Völlegefühle gehören damit der Vergangenheit an, ein leichteres Lebensgefühl hält Einzug, und ein beschwingteres Leben kann beginnen.

Was konkrete Speisepläne angeht, gibt es mit der Peace-Food-Kochbuchreihe ein vollständiges Programm, das sich problemlos an individuelle Bedürfnisse anpassen lässt.

Peace-Food auf einen Blick

- Peace-Food macht glücklich und dient uns Menschen, den Tieren, dem Umwelt- und globalen Klimaschutz.
- Peace-Food macht lebendig, es belebt Körper und Seele und die Verantwortung für alles, was lebt.
- Peace-Food macht friedvoll, es sorgt für Frieden mit sich und der Welt.
- Peace-Food macht vital und attraktiv, es lässt einen schlanker werden und jünger aussehen.

Was ist das Ziel dieses aktuellen Buches »Vegan! Ist das ansteckend?«

Mein erstes »Peace-Food«-Buch hat zu meinem Bedauern auch einigen Unfrieden in Beziehungen und Gesellschaft insgesamt ausgelöst. Mit diesem neuen Frage-Antwort-Buch geht es mir nun u. a. darum, nach Möglichkeit zur Beruhigung erhitzter Gemüter durch klare Informationen von ärztlicher und ernährungsphysiologischer, aber auch psychologischer und sozialer Seite beizutragen. Also Aufklärung in vielerlei Hinsicht, ohne erhobenen Zeigefinger, aber mit Klartext und klarer Stellungnahme sowie mit einem Aufzeigen von Chancen und Grenzen der Ernährung im Allgemeinen und der tierproteinfreien im Speziellen.

Außerdem möchte ich in diesem Buch mit seinem letzten Kapitel »Mythenforum der Ernährung – ein veganer Essay« die tieferen Hintergründe der veganen Entwicklung erläutern, um sie dadurch in einen größeren, auch historischen Kontext einzuordnen.

Und das Prinzip Ihres Frage-Antwort-Buches?

Es werden jede Menge ganz allgemeine wie auch sehr spezielle Fragen zum Themenkomplex Veganismus und Peace-Food kurz, bündig und griffig beantwortet – mittels gesammelter Fakten wie beispielsweise Studienergebnissen, aber auch mit gesundem Menschenverstand und einer Prise Humor, um bei den Leserinnen und Lesern für möglichst viel Über- und Durchblick zu sorgen.

Stichwort Humor: Wer über eigene Extrempositionen in der Argumentation zu lachen oder wenigstens zu schmunzeln lernt, ist bald auf einem guten Weg der Besserung und der (Neu- bzw. Um-)Orientierung.

Was sind Ihre Hoffnungen speziell an dieses neue Buch?

Es möge seinen Leserinnen und Lesern Mut machen, der eigenen Kompetenz und Sensibilität in allen Fragen der Ernährung (wieder) vertrauen zu lernen. Und es soll die Selbstständigkeit im Denken und Entscheiden herausfordern und (weiter) fördern.

Neben den Risiken und Nebenwirkungen veganer Kost werde ich die Freuden, Chancen und Hauptwirkungen dieser Lebensführung aufzeigen. Erstere liegen bei entsprechender Nachlässigkeit der persönlichen veganen Speiseplangestaltung im Vitamin-B12-Mangel, der bis zur Schädigung des Nervensystems gehen kann. Die positiven Nebenwirkungen reichen von Gewichtsreduktion über klarere Gedankengänge und eine insgesamt gesündere Lebenssituation auf persönlicher Ebene bis hin zur Milderung der weltweiten humanitären Hunger- und Umweltkatastrophen sowie des Tierelends auf gesellschaftlich-globaler Ebene.

Nicht zuletzt möchte ich der Radikalisierung in Sachen Veganismus entgegentreten: Den erbitterten Gegnern des veganen Lebensstils habe ich dessen Fakten zuzumuten, den Veganfanatikern dessen Grenzen aufzuzeigen.

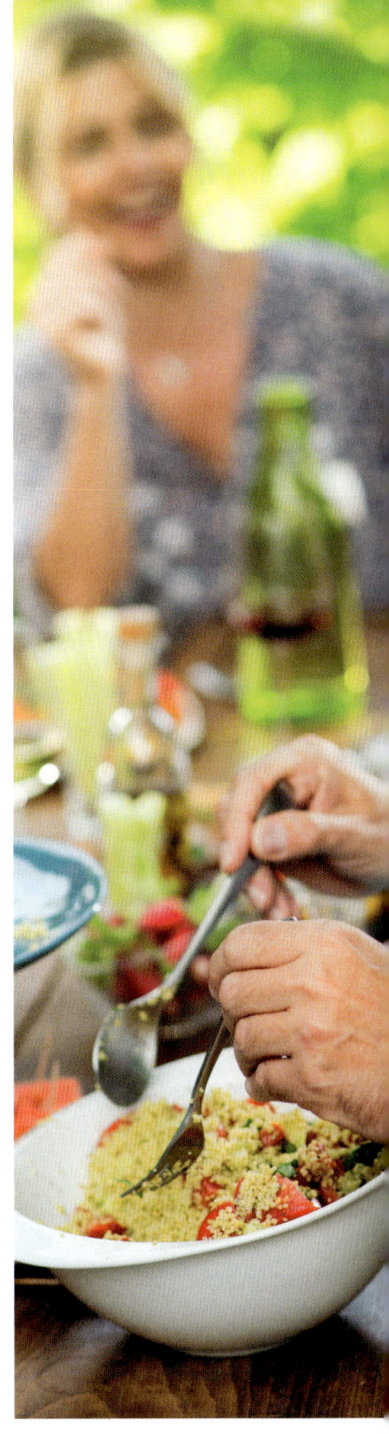

Ist vegan nicht doch nur ein vorübergehender Trend?

Vegan ist schon längst keine Modeerscheinung mehr, sondern auf dem besten Weg zu einem neuen Lebensstil. Diese Entwicklung geht offenbar sowohl über die Mägen als auch vor allem über die Herzen insbesondere junger Frauen zwischen 19 und 39. Während ich diese Zeilen schreibe – im Dezember 2016 –, leben in Österreich bereits ca. 17% von ihnen vegan, wie oben schon erwähnt.

Und das zieht enorme Kreise: Ein junges Mädchen steckt das nächste an, eine junge Frau die andere und eine Mutter wiederum die nächste, und es ziehen ebenfalls immer mehr Männer – zum Teil zugegebenerweise notgedrungen – nach.

Wir können vom Essen ausgehend eine bessere Welt schaffen. Und meine Hoffnung und Faszination ist, dass sich das »Feld ansteckender Gesundheit« mit den richtigen Themen weiter so exponenziell ausbreitet. Beim bewussten, ganzheitlichen Fasten, das gerade auch wissenschaftliche Anerkennung findet und den idealen Einstieg in den Umstieg zu tierproteinfreier Ernährung bietet, registriere ich das erfreulicherweise ebenso: Seit 2016 bieten Timo Wirges und ich auch Onlinefasten an. In seinem ersten Jahr haben bereits über 1000 Menschen mitgemacht – Tendenz: weiter steigend (siehe die Internetseite http://lebenswandelschule.com/online-fasten/).

Seine Heiligkeit der 14. Dalai Lama hat in Vancouver Ende September 2009 u.a. gesagt: »The world will be saved by the western woman.« Zu Deutsch: »Die Welt wird von der westlichen Frau gerettet werden.« Und in Neu-Delhi Anfang Dezember 2011: »Women should take more active role in the society.« Übersetzt: »Frauen sollten eine aktivere Rolle in der Gesellschaft übernehmen.«

Und genau die haben den veganen Zug zum Rollen und ins Fahren gebracht, nur mit ihnen konnte das »Feld ansteckender Gesundheit« entstehen, nur mit ihnen wird es nachhaltig Bestand haben.

Wo stehen die Gegner der Veganbewegung heute?

Agrar- und Nahrungsindustrielobby taten in der Vergangenheit nach Kräften ihr Möglichstes – sowohl ober- als auch unterhalb der Gürtellinie –, um den veganen Gedanken auszubremsen und aufzuhalten. Aber es war für deren Vertreter bereits zu spät. Die auf diesem Gebiet meiner Ansicht nach peinlichsten Lobbyisten, der deutsche und der österreichische Landwirtschaftsminister, machten sich mit ihren demonstrativen Wurstbroten im Parlament nach dem Eingeständnis der Weltgesundheitsorganisation (WHO) im Oktober 2015, verarbeitetes Fleisch – wie etwa Wurst und Schinken – verursache Krebs, vor allem lächerlich und zeigten nur, für wen und was sie wirklich stehen. Aufhalten allerdings lassen sich längst überfällige Entwicklungen wie der Veganismus von solch durchschaubaren Politfiguren nicht.

Ist vegan eigentlich immer gesund?

Nein, keineswegs, denn Weißmehl und -zucker z.B. sind zwar vegan, aber eben nicht gesund. Insofern meint »Peace-Food« ausdrücklich pflanzlich-vollwertig. Also nicht nur pflanzlich, sondern auch vollwertig und obendrein wissenschaftlich belegt.

Peace-Food ist also bezüglich Vollwertigkeit konsequenter als vegan, aber weniger streng, was etwa Honig angeht. Da es bezüglich Honig keine Studien gibt, die ihm gesundheitsschädigende Wirkungen nachweisen, kann man ihn im Rahmen von Peace-Food genießen, sofern die ihn produzierenden Bienen artgerecht, anständig und fair behandelt werden.

Für die in der Welt hungernden Menschen, die Tiere und die Ökologie unseres Planeten ist vegan immer besser bzw. gesünder, für den vegan Essenden aber eben nicht unbedingt. Er muss aufpassen, nicht zum »Puddingveganer« oder »veganen Alkoholiker« zu

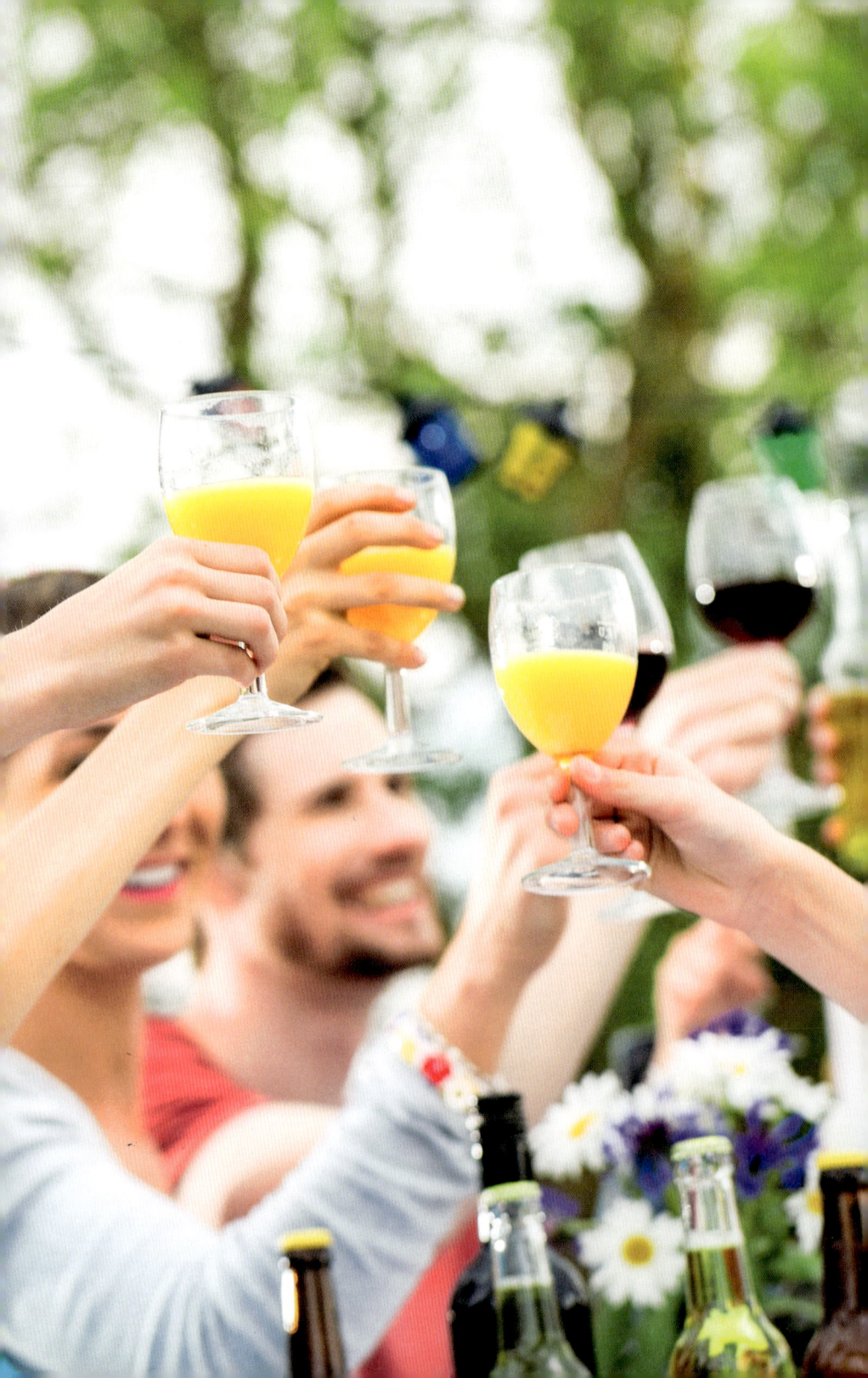

werden, der sich von veganem Schnaps oder Wein ernährt oder von veganem Industriemüll, der immer mehr in die Regale der Supermärkte drängt und weiterhin drängen wird.

Ist vegan denn nun ansteckend?

Der Titel des Buches, das Sie, liebe Leserinnen und Leser, gerade in Händen halten, ist natürlich doppeldeutig gemeint. Er kann und soll provozieren. Zu beantworten ist die Frage mit einem klaren »Ja« – zeigt es sich doch von Deutschland über Europa bis in die USA, wie rasch die vegane Welle wuchs und geradezu anschwoll. Aus der Welle entwickelte sich ein Boom, der schließlich in ein ziemlich stabiles und zugleich ausbaubares Feld ansteckender Gesundheit voller positiver Energien überging.

Eines von vielen Indizien dafür, dass vegan ansteckend ist: Vegane Kochbücher wurden zusehends zu Bestsellern, wie ich an meinen eigenen ablesen konnte.

2010, im Jahr, in dem »Peace-Food« entstand, kamen gerade mal 3 vegane Kochbücher heraus, 2011 schon 12, 2012 waren es 23, 2013 bereits 50, 2014 dann 77 und 2015 stolze 119. In sechs Jahren also rund eine Vervierzigfachung!

Die Verkaufszahlen meiner Bücher »Peace-Food – das vegane Kochbuch« (August 2013) oder »Peace-Food – vegan einfach schnell« (September 2015) wären ein paar Jahre zuvor schlichtweg nicht denkbar gewesen. Und die veganen Kochbücher von Attila Hildmann eroberten ab Herbst 2012 so überraschend wie rasant insbesondere die Jugendszene.

Parallel entwickelte sich der Umsatz von Fleischersatzprodukten explosionsartig. 2014 betrug deren Jahresumsatz rund 100 Millionen Euro. Laut Marktforschungszahlen kletterte er 2015 auf über 150 Millionen Euro. Ein Ende des Trends ist nicht absehbar. Die Zahl veganer Restaurants steigt übrigens ganz ähnlich.

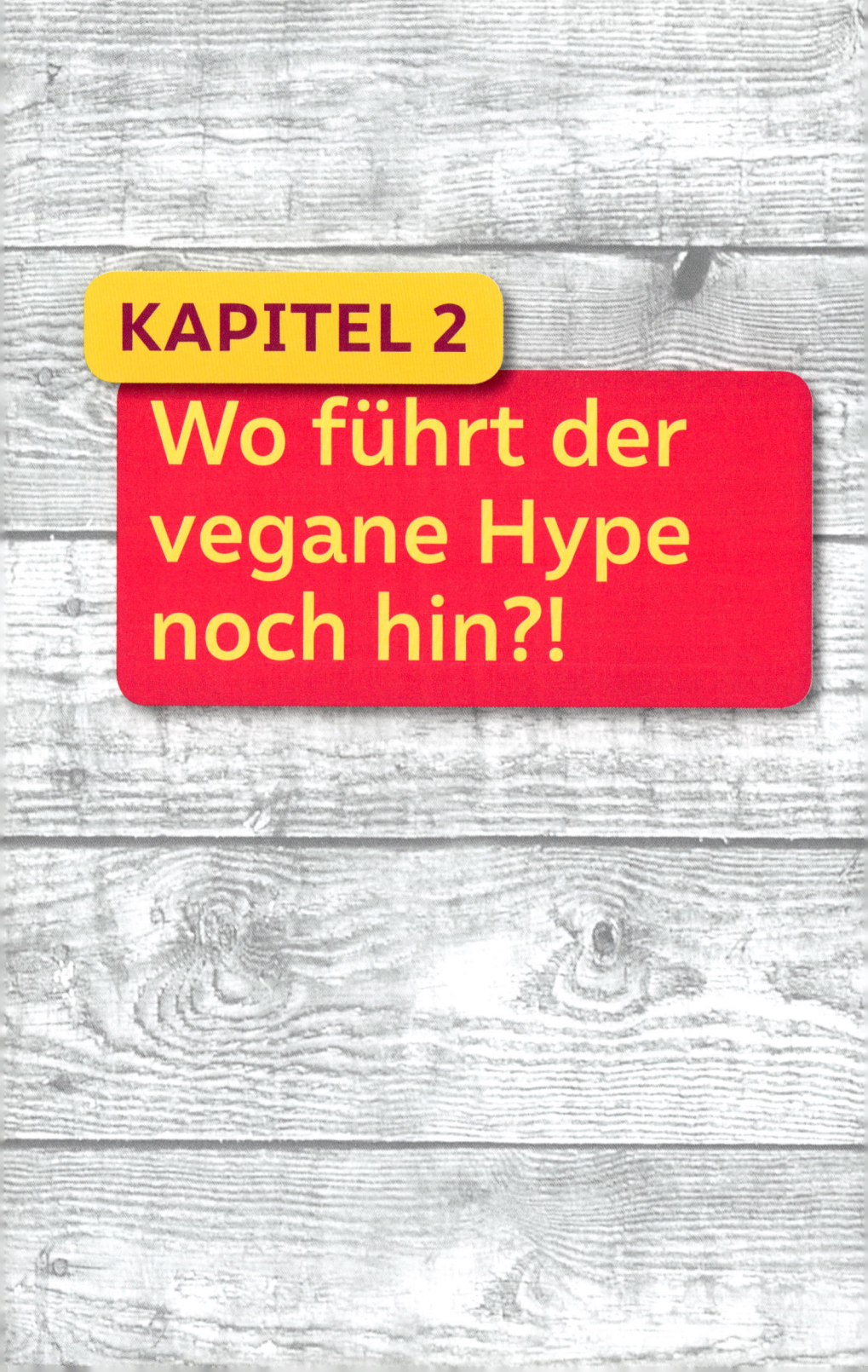

KAPITEL 2

Wo führt der vegane Hype noch hin?!

Ist vegan nicht nur eine Modewelle von Wohlstandsbürgern, die sich das leisten können?

Es ist eher die Antwort auf eine unglaublich weit in den archetypisch männlichen Pol entgleisten Entwicklung und eine Korrektur Richtung Mitte. Also das Re-Medium, das Heil-**Mitte**l für eine Fehlentwicklung. Und: Ja, die gut situierten (Wohlstands-)Bürger haben es zuerst bemerkt, wie sehr sie sich in eine Sackgasse nicht nur verlaufen, sondern sogar verrannt und vor allem verbissen haben. Dass sie das nun auch als Erste korrigieren, halte ich nur für anständig und fair.

Wie ist die Perspektive der veganen Entwicklung?

Eine Lawine, die rollt, lässt sich nicht mehr aufhalten. Rückblickend kann man sagen: Der vegane Gedanke und Lifestyle war und bleibt ungemein ansteckend. Immer mehr junge erwachende Menschen und zunehmend auch erwachsene Erwachende (oft aus der gebildeten urbanen Mittelschicht, oft Frauen im Alter zwischen 20 und 40) folgen inzwischen ganz praktisch meinem – zusammen mit Renato Pichler verfassten – Titel »Veganize your life! Das große Buch des veganen Lebens – 1000 Fakten zu Peace-Food«, erschienen im September 2015. Sie folgen diesem Buch zur Verbreitung des pflanzlich-vollwertigen Feldes ansteckender Gesundheit, das seinen Verfechtern eine Fülle von Argumenten, Studien und Grafiken liefert, um für Diskussionen und Auseinandersetzungen gewappnet zu sein.

Pflanzlich-vollwertige Ernährung ist auf einem sehr guten Weg. Das Schönste daran aber ist für mich, dass seine Propagandisten nicht ausbrennen und nicht müde werden auf dem Weg, weil er ihnen so guttut. Sie legen essend Zeugnis davon ab, worum es geht. Und es geht um weit mehr als »nur« Essen.

Was braucht es noch, um das vegane »Feld ansteckender Gesundheit« durchzusetzen?

Auch wenn ich schon sehr lange vom Feld ansteckender Gesundheit träume und daran baue, ihm mit der Buchtrilogie »Die Schicksalsgesetze – Spielregeln fürs Leben«, »Das Schattenprinzip. Die Aussöhnung mit unserer verborgenen Seite« und »Die Lebensprinzipien. Wege zu Selbsterkenntnis, Vorbeugung und Heilung« eine Grundlage geschrieben habe und mit der Krankheitsbilderdeutung von »Krankheit als Weg« bis »Krankheit als Symbol« starke Anstöße verleihen konnte, braucht es wohl noch viele weitere Impulse wie eben »vegan«, um ansteckender Gesundheit zu wahrem und nachhaltigem Durchbruch zu verhelfen.

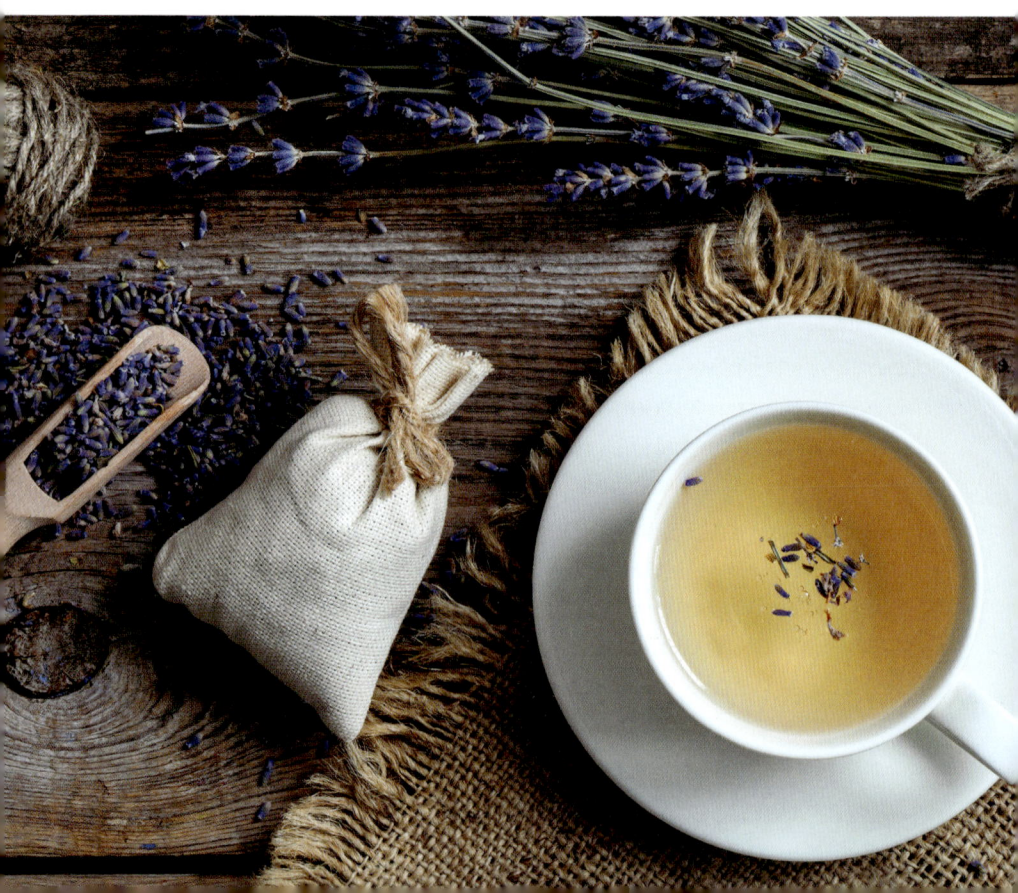

Was könnte den pflanzlich-vollwertigen Lebensstil noch aufhalten?

Von außen ist der vegane Lebensstil wohl nicht mehr zu stoppen, sehr wohl aber von innen durch das unbewusste »Schattenprinzip«, die »dunkle Seite«, beispielsweise in Gestalt radikal-fanatischer Veganer, die außer Ernährung scheinbar leider nur wenig im Kopf haben und unversöhnlich mit Ideologie arbeiten.

Sie schrecken mit sturer Einseitigkeit und starrer Unbelehrbarkeit unsere an sich immer umstellungswilligeren Zeitgenossen ab, denn wer will, wer kann schon so manisch werden wollen wie ein fanatisierter Essdemagoge?

Werden die Chancen eines veganen Lebens nicht maßlos übertrieben?

Nein, ganz im Gegenteil. Die Möglichkeiten veganer, pflanzlich-vollwertiger Ernährung sind wirklich geradezu traumhaft. Die Benediktinerin und Universalgelehrte Hildegard von Bingen ging mit ihrer berühmten mittelalterlichen Erfahrungsheilkunde davon aus, Fasten könne 29 der ihr damals bekannten 35 Laster bzw. Krankheitsbilder heilen. Und ganzheitliches, bewusstes Fasten mit Smoothies, Fruchtsäften, Wasser und Gemüsesuppe ist praktisch vegane glutenfreie Minimalernährung.

Eine Fastenwoche ist obendrein immer ein idealer Einstieg in den Umstieg ins vegane Leben und bringt von Anfang an viele Vorteile mit auf diesem neuen Ernährungsweg. Denn dabei lösen sich beispielsweise eine Menge Süchte, wie die Sucht nach Zucker und anderen Süßigkeiten, nach Alkohol und Nikotin, nach Fleisch, Wurst und Milch(-produkten), nach Gluten (Klebereiweiß, z.B. aus Weißbrot und Gebäck) und diversen weiteren Genussgiften meiner Erfahrung nach recht problemlos auf.

Vegan kann doch gar nicht alle gesundheitlichen, psychosomatischen und psychischen Probleme lösen — oder?

Sicher nicht, denn bisher hat noch niemand über den Darm Erlösung gefunden – Linderung durchaus, jedoch nicht endgültige Befreiung von allen Problemen und Beschwerden. Peace-Food ist zwar eine wundervolle Hilfe für viele und vieles – und doch kein Panaceum, kein Allheilmittel. Es kann so manches erleichtern und zusammen mit den anderen Säulen der Gesundheit wie stimmiger Bewegung, guter Regeneration in Form von (Mittags-)Schlaf, Meditation und vor allem Bewusstheit und Achtsamkeit sehr vieles schaffen, aber natürlich nicht alles.

Im Verbund mit der Psychosomatik von »Krankheit als Symbol« – und bewusstem Fasten grenzt es trotzdem manchmal an ein Wunder, was Peace-Food für Gesundheit und Vitalität bewirken kann. Ärztlicherseits ist dieser Lebensstil wirklich jedem zu empfehlen, aber dennoch ist er nicht die alleinige Lösung aller Beschwerden und Krankheiten.

Und was ist mit all den negativen Aspekten veganer Entwicklung?

Natürlich gibt es bei derart viel Dynamik auch Schattenseiten, denen ich keinesfalls ausweichen will, sondern die es mutig zu konfrontieren gilt. Vegan ist – wie bereits gesagt – gar nicht grundsätzlich gesund, denn z.B. Weißmehl und Zucker, Whisky und Wodka sind zwar durchaus vegan, aber keineswegs gesund. Peace-Food meint daher ausdrücklich eine pflanzlich-vollwertige Ernährung, deren Wirkungen wissenschaftlich belegbar sind. Wer sich also falsch oder einseitig vegan ernährt, ernährt sich ungesund.

Seit die Nahrungsindustrie auf den veganen Zug aufgesprungen ist, biegen sich die Regale in Supermärkten bedauerlicherweise

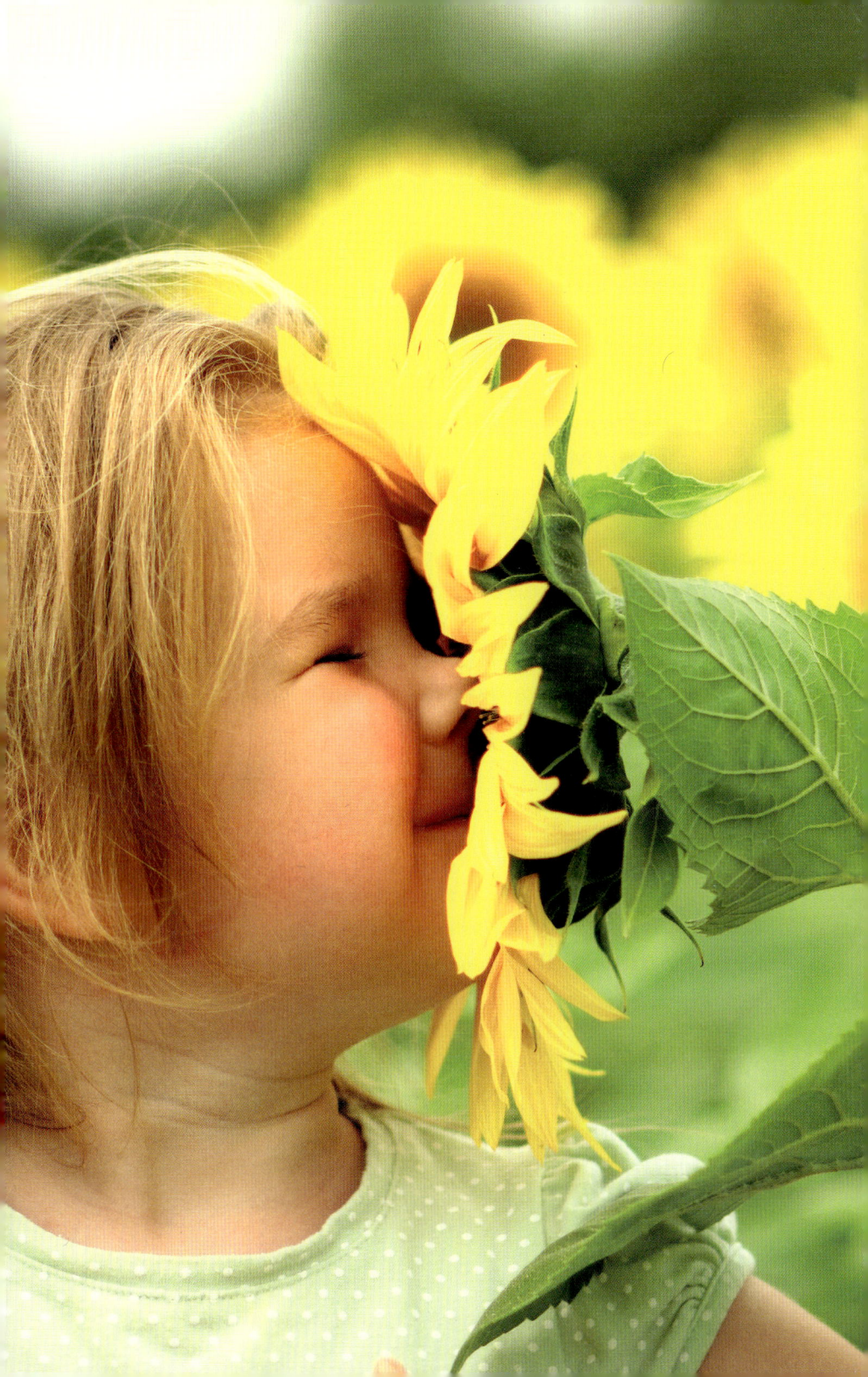

auch unter den verschiedensten schauerlichen, dabei aber das Label »vegan« tragenden Convenience-Produkten in meist sehr viel Plastikverpackung, die ich eher als Giftmüll denn als gesunde Nahrung bezeichnen würde. Weit entfernt von Frische und sinnvoller Zusammenstellung, bieten sie vielfach tote Nahrung mit einem Chemiecocktail – und sie sind nicht zuletzt auch ökologisch keinesfalls tragbar.

Auch Tierschutz kann doch zu weit gehen – vielleicht sogar auf Kosten von Menschen?!

Manch einer ist vielleicht tatsächlich ein zu glühender Tierschützer und -liebhaber, der unter Umständen gar keine andere Liebe hat und für Tiere zu allem bereit ist. Da werden dann Mischköstler schnell als rücksichtslose Fleischfresser oder auch Mörder gesehen, beschimpft, vielleicht sogar bekämpft. Wenn Mädchen oder Frauen so auftreten, findet derartiges Radikalbenehmen mit einem ersten eigenen Kind fast immer wieder in erträgliche Bahnen zurück.

Die wirksamste Eigentherapie wäre hier, sich klarzumachen, wie lange man womöglich selbst Mischköstler, Fleisch- und Wurstfan war und vor wie kurzer Zeit man darin noch keinerlei Problem sah. Und die notwendige Frage ist: Will ich die vegane Entwicklung schädigen, was ich mit solchen Beschimpfungen eindeutig schaffe, oder will ich sie doch eher fördern? Dann müsste ich über jede ersetzte Fleischmahlzeit froh sein, entsprechende erste Schritte befürworten und jeden kleinen Schritt anerkennen.

Auch die Information und das Wissen, dass neue Vegetarier nur aus dem großen Heer der Mischköstler und die Veganer meist aus dem der Vegetarier kommen, sollten helfen. Wer Vegetarismus als eine Art Durchgangsstation für die vegane Lebensform erkennt – wie sie die meisten Veganer durchlebt haben –, wird sich also auch über jeden neuen Vegetarier freuen und ihm Zeit lassen für den

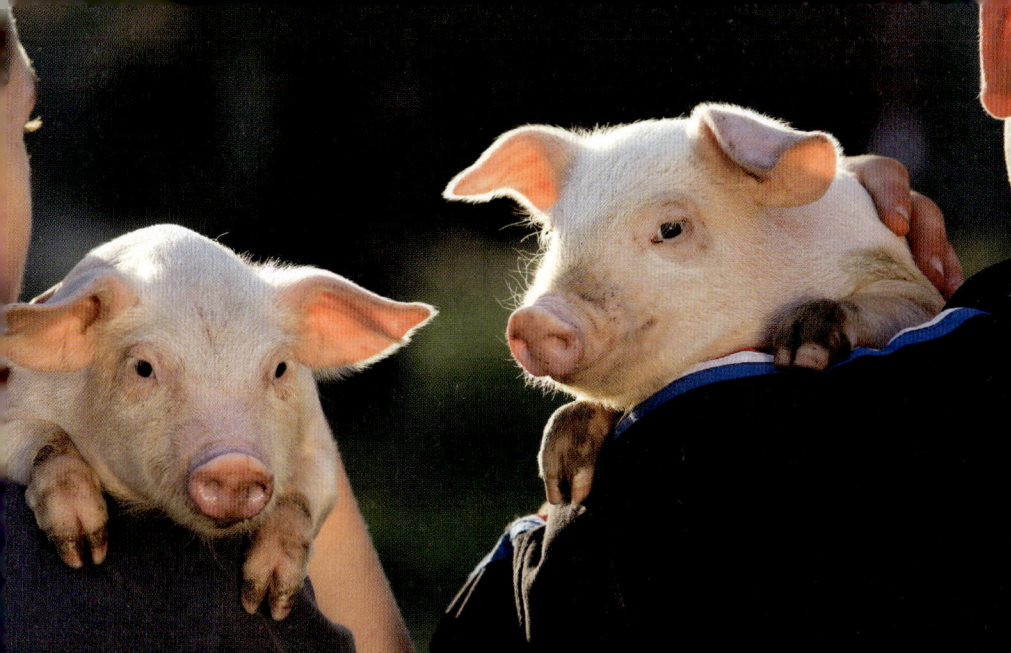

nächsten Schritt. Sobald er dessen innere Bereitschaft spürt, sollte er ihm auch gerne weiterhelfen und ihn unterstützen.

Wer außer dem Ernährungsthema keines hat und tatsächlich glaubt, über den Darm »alles« zu schaffen, sitzt dem »Schattenprinzip« auf und einer dunklen Seite von sich. Die lästigsten Schattenrepräsentanten und für die weitere vegane Entwicklung am schädlichsten sind jene, die glauben, es dürfe nur nach ihrer strengen Definition laufen, um zu funktionieren. Da muss dann sofort auch noch allem Lederzeug, ob Gürtel oder Schuhe u.Ä., abgeschworen werden.

Die allerdunkelsten Schattenfanatiker sind jene, die Ernährung mit ihrer häufig genug absurden (Lebens-)Politik verbinden und jeden diffamieren, der sich nicht ihrer abstrusen political correctness unterwirft.

Grundsätzlich gilt: Mission ist immer eine heikle Angelegenheit, die sich ihrer Schattenseite bewusst sein muss, sonst erreicht sie das glatte Gegenteil vom Gewünschten.

KAPITEL 3
Die veganen Schattenseiten

Vegan – so viel positiv Erhebendes hat doch sicher auch Schattenseiten?

»Das Schattenprinzip«, die dunkle Seite, ist natürlich immer und überall mit im Spiel. Ganz persönlich merke ich, dass ich mit pflanzlich-vollwertiger glutenfreier Kost nach einer Fastenperiode nicht mehr so leicht zunehmen kann. Von einigen Veganern habe ich außerdem gehört, dass sie für ihren Geschmack mit dieser Ernährungsform zu schlank werden. Selbstverständlich kann jeder mit dem entsprechenden Training ganz gezielt Muskelmasse aufbauen. Wer jedoch – etwa als schlanke Frau – keine Lust auf Muskeln und erst recht nicht auf zeitraubendes Training hat, sollte verstärkt auf Sättigungsbeilagen wie beispielsweise Kartoffeln und Polenta setzen.

Ein weiterer Schatten ist das Kältegefühl, das sich oft einstellt, und dem mit wärmender Kost zu begegnen ist wie Wurzelgemüse. Ein heftiger Schatten ist der Streitfaktor, den eine Umstellung auf vegan bringen kann, wenn nur einer in der Partnerschaft diesen Schritt schafft. Hier sind Zerwürfnisse häufig vorprogrammiert, wenn man sich nicht einigen kann oder will, was gemeinsame Mahlzeiten, Einkäufe etc. betrifft. Außerdem sind natürlich Meinungsverschiedenheiten und ideologische Diskussionen rund um das Thema Ernährung mit ungewissem Ausgang möglich. Und nicht zuletzt reduzieren sich beim Veganer Körpergerüche und -ausdünstungen mehr und mehr, während der Mischköstler seinen alten stärkeren Geruch behält. Ähnlich wie bei Rauchern oder nach Alkoholkonsum kann das dem Veganer zunehmend gegen den Strich gehen und ebenfalls für Zündstoff sorgen.

Schließlich ist auch der schon erwähnte Fanatismus bei einigen Hardcore-Veganern ein Problem, der sich möglicherweise gerade wegen ihrer veganen Erfolge entwickelt: Wer so viel Erfolgreiches erlebt, mag seine Ernährung vielleicht jetzt für das Allheilmittel schlechthin halten – das aber gibt es nicht. Der »Gläubige« allerdings mag meinen, alle Gutwilligen müssten sofort umsteigen; wer nicht umsteigt, sei eben böswillig. Nach dem Motto »Kommst du nicht freiwillig, dann brauch´ ich bald Gewalt!« kann es in der Folge zu verbalen Attacken und Entgleisungen kommen – die erst recht den Weg in den Umstieg verbarrikadieren.

Wer sollte sich keinesfalls vegan ernähren?

Vegane Ernährung ist tabu für jeden, der so krank ist, dass er sich wegen Unverträglichkeiten gegenüber Fruktose und/oder Histamin nicht dazu in der Lage sieht. Er könnte aber immer noch über bewusstes Fasten versuchen, in einen Zustand zurückzufinden, wo er sich die Chance auf vegan doch noch schenken kann.

Was sind die größten Risiken für Veganer?

Unachtsamen Veganern droht tatsächlich ein in seiner Gefährlichkeit nicht zu unterschätzender Vitamin-B12-Mangel. Aber selbst der ist den meisten Veganern bewusst, geht doch fast jedes Buch zu dieser Ernährungsform darauf ein. So schreibt denn auch die mit Abstand größte Ernährungsinstitution der Welt, die ANA (American Nutrition Association), gut geplante vegane Kost sei in jeder Phase des menschlichen Lebens empfehlenswert. Dagegen wirkt das Nachbeten von Vorurteilen zu Risiken und Gefahren für Veganer seitens der viel kleineren Deutschen Gesellschaft für Ernährung (DGE) auf mich vor allem peinlich, weil es so sehr nach Lobbyismus riecht.

Wie kann vegan natürlich sein, wenn B12 zu ergänzen ist?

Wer sich zum Leben in Mutter Natur zurückzieht und sein Gemüse und Obst ungewaschen aus ihr bezieht – wie alle vegetarisch leben-

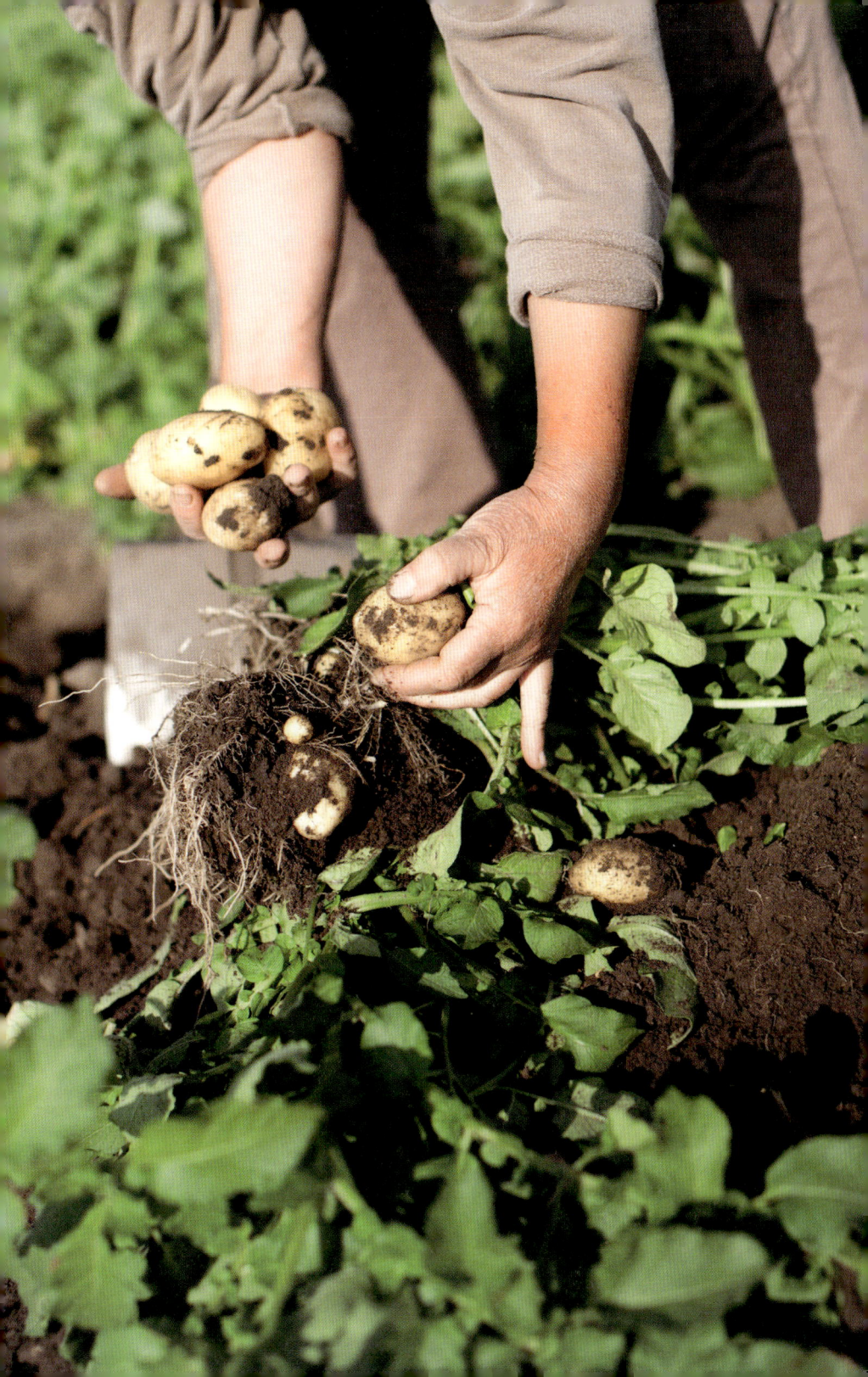

den Tiere –, muss natürlich nichts einnehmen. Wer allerdings die zutiefst unnatürliche Situation in der Stadt ohne eigenen Obst- und Gemüsegarten oder Anbindung daran lebt, bekommt keine auf ihren Oberflächen mit B12 »verschmutzte« Nahrung mehr. Und sollte daher tunlichst ein entsprechendes Präparat einnehmen.

Dazu ein kleiner Ausflug in die Geschichte: Über Jahrzehnte vegan lebende Inder, die nach England auswanderten, bekamen dort nach drei bis vier Jahren B12-Mangelerscheinungen. In Indien hatte sie das natürlich verschmutzte Essen mit reichlich auf den Oberflächen deponiertem B12 davor bewahrt, wohingegen die englische Hygieneorgie alles B12 schon lange vor dem Geschäft vernichtet hatte und die Inder ins gesundheitliche Elend brachte.

Tatsächlich ist B12-Mangel, wenn er das Nervensystem erreicht, kaum noch rückgängig zu machen. Und bei Veganern, deren hoher Folsäurespiegel alle Blutsymptome kaschiert, zeigt er sich leider hier zuerst – dann ist es meist leider schon spät.

Nahrungsergänzung für Veganer ist unsicher – stimmt das?

Manche Kritiker bis hinein in die Verbraucherzentralen behaupten, Vitamin B12 und weitere für Veganer notwendige Nahrungsergänzungen in Tablettenform würden vom Körper nur in minimaler Menge resorbiert werden können; die Lücken bei B12, Kalium und Omega-3 seien durch pflanzliche bzw. synthetische Nahrungsergänzung nicht sicher zu füllen. Das stimmt nicht und sagt eigentlich nur etwas über derlei Kritiker aus – und über den Einfluss, unter dem sie stehen.

Die angeführten Dinge sind für informierte, umsichtige Veganer gar nicht als Tabletten einzunehmen – mit Ausnahme von B12, das am besten als Kapsel genommen und dann durchaus resorbiert wird, wie ich an vielen Patienten und nicht zuletzt mir selbst seit Jahr und Tag erlebe.

Besonders lächerlich ist die Kritik hinsichtlich Kalium, denn Pflanzenkost ist die kaliumreichste überhaupt.

Omega-3 kommt ebenso aus Pflanzen und ist auch als veganes Präparat erhältlich (z.B. »Take me – Omega-3«). Und Omega-3-reiche (Meeres-)Tiere beziehen es auch nur aus Pflanzen. Es spricht für mich hier und auch sonst nirgendwo etwas für den Umweg über Tiere. Lediglich bei B12 ist auf die sicher wirksame Methyl-Cobalamin-Form in einer veganen Kapsel zu achten (beziehbar z.B. über www.heilkundeinstitut.at).

Spricht nicht die Blutgruppendiät gegen vegan, jedenfalls für Blutgruppe 0?

Dem wäre so, aber: Es spricht noch sehr viel mehr gegen die Blutgruppendiät. Tatsächlich sind selbstverständlich alle Menschen höchst individuell, aber gerade das ist ein schlagendes Argument gegen eine Diät, die lediglich vier Ernährungstypen kennt. Außerdem müssten demnach ein Zulu in Südafrika bei hohen Durchschnittstemperaturen und ein Same in der Kälte des nördlichsten Norwegens exakt dasselbe essen, wenn sie dieselbe Blutgruppe haben – was augenscheinlich wirklich absurd ist.

Wer sich von dieser irreführenden Diät wieder zu Fleisch und Milch(-produkten) verleiten ließ, hat das in der Regel auch mit entsprechenden Einbußen an Lebensenergie und -stimmung bezahlt.

Allerdings dürften darunter mit die glühendsten Anhänger dieses Diätunsinns zu finden sein, etwa in Gestalt jener Männer, die einige Zeit zuvor gegen ihren Willen von ihren Frauen zwangsvegetarisiert oder -veganisiert wurden und nun die Chance wittern – quasi mit wissenschaftlicher Rückendeckung –, zu ihren alten Fleischessgewohnheiten zurückzukehren. Wobei die Blutgruppendiät mitnichten wissenschaftlich abgesichert ist, sondern lediglich auf Behauptungen ihres Erfinders fußt.

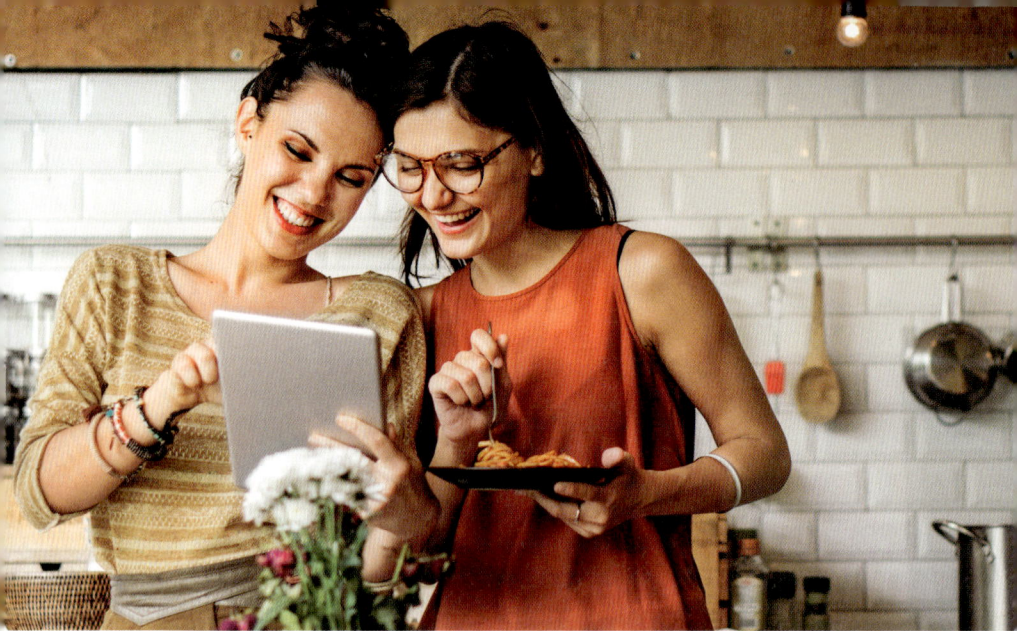

Warum sind viele Veganer so aggressiv?

Die meisten sind es keineswegs, sondern eher weniger als viele Mischköstler, ganz einfach weil Veganer weder die Stress- noch die Angsthormone der unvorstellbar gepeinigten Schlachttiere aus den Massentierzuchthäusern zu sich nehmen. Wenn sie es aber sind, können dafür natürlich die unterschiedlichsten Gründe vorliegen. Einige etwa leiden so unter dem durch Fleischkonsum verursachten Tierleid, dass sie kaum an sich halten können, weil sie so verzweifelt und wütend über dieses kaum zu stoppende Elend sind. Dort würde ich meine Freundin Barbara Rütting, Autorin und sehr engagiert im Menschen-, Tier- und Umweltschutz, einordnen, die gerade mit 89 Jahren wieder für die V-Partei für den Bundestag kandidiert.

Andere sind schlicht und ergreifend Fanatiker, die nichts oder kaum anderes haben als das Thema vegan, die wahrscheinlich sogar glauben, über ihren Darm erleuchtet zu werden oder jedenfalls die besseren Menschen zu sein. Letztlich betteln sie über den Weg der Aggression – wie alle Fanatiker – um unser Mitgefühl.

Sind letztlich nicht alle Studien manipuliert, auch die pro veganen?

Die Existenz von manipulierten Studien – in Deutschland sollen es 10% sein, z.B. um Forschungsgelder einzusacken –, spricht eher dafür, dass es auch stimmige Studien gibt. So in etwa wie die Existenz von Falschgeld eher dafür spricht, dass es auch echtes geben muss, da das falsche sonst komplett sinnlos wäre.

Studien müssen den wissenschaftlichen Kriterien beispielsweise einer Doppelblindstudie entsprechen – und darüber hinaus dem gesunden Menschenverstand. Sonst ließe sich natürlich schlicht alles »beweisen«. Man könnte z.B. zwei Gruppen à 1000 Menschen ohne Wasser durch die Wüste schicken. Nach zwei Tagen wären die meisten schon mehr tot als lebendig. Würde man nun der einen Gruppe täglich zwei Liter eisgekühltes Cola zur Verfügung stellen und der anderen weiterhin nichts, ergäben sich nach weiteren zwei Wüstentagen in der trockenen Gruppe im Gegensatz zur Cola-Gruppe schon Todesfälle und jede Menge Schwächeanfälle. Daraus zu folgern, dass Cola grundsätzlich gesund ist, wäre trotzdem ein Trugschluss.

Dass die Statistiken der US-amerikanischen China Study einwandfrei sind, habe ich mir übrigens vom Ernährungswissenschaftler Prof. Dr. Claus Leitzmann bestätigen lassen, bevor ich 2010 das sich u.a. auf diese Studie beziehende »Peace-Food« schrieb (siehe dazu auch Seite 12).

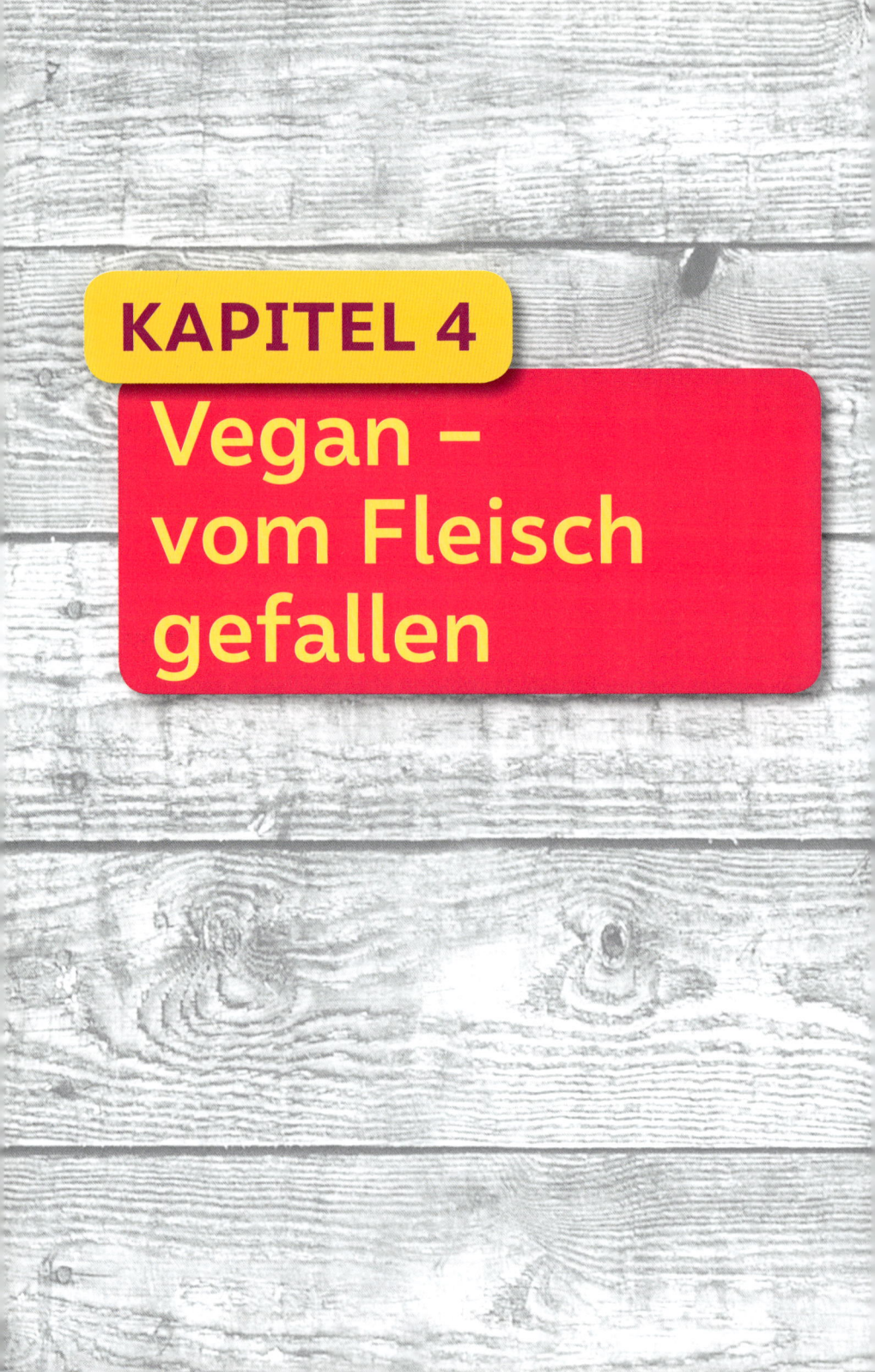

KAPITEL 4

Vegan – vom Fleisch gefallen

Hat die Menschheit nicht schon immer auch Fleisch gegessen?

Dass unsere Urahnen in der Eiszeit Fleisch aßen, müssen wir als sicher annehmen; da war es zweifellos klimatisch bedingt auch notwendig und sinnvoll. Wer heute ein Problem mit dem Fleischverzicht hat und sich an die Eiszeitmenschen erinnert, könnte mal sein Fenster öffnen und hinaussehen, ob draußen gerade Eiszeit herrscht. Wenn ja, sollte er Fleisch essen – wenn nein, dann nicht.

Aus der Tatsache, dass früher etwas geschah, folgt eben keineswegs zwingend, es heute auch zu tun. Oder sollte man etwa wieder Frauen als »Hexen« verbrennen, nur weil es während vieler Jahrhunderte, während der Inquisition, üblich war in katholischen Landen?! Auch den Sklavenhandel sollten wir nicht wieder einführen, obwohl er früher durchaus so schwunghaft wie weitverbreitet war. Zusammenfassend stelle ich klar: Niemand braucht heute Fleisch zu essen, nur weil es die Eiszeitmenschen brauchten und taten.

Verdankt der Mensch nicht seine gesamte Evolution dem Tierprotein?

Diese Meinung taucht immer wieder vonseiten der Nahrungsmittelindustrie auf, wobei das in meinen Augen ziemlich viel Meinung bei wenig Ahnung ist. Die Behauptung ist jedenfalls durch keinerlei wissenschaftliche Fakten und nicht mal durch Argumente gestützt und müsste eigentlich schon am gesunden Menschenverstand zerschellen.

Dass der Mensch für seine Weiterentwicklung auf Großhirnebene Tiereiweiß bräuchte, ist schon deswegen absurd, weil unser Gehirn zu über 70% aus Fett und davon zu ⅔ aus Cholesterin besteht. Wieso bitteschön sollte also eine Struktur, die aus mehr als doppelt so viel Fett wie jedem anderen Material besteht und vorrangig Kohlenhydrate und nur als Alternative Fett verbrennt, zu ihrer Entwicklung ausgerechnet Eiweiß brauchen?

Im Übrigen müsste die menschliche Muttermilch in jenem Fall sehr viel Eiweiß enthalten, was aber wiederum nicht den Tatsachen entspricht. Sie ist für die Großhirnentwicklung während des ersten Babyjahres entscheidend und enthält vor allem Galaktose, also Milchzucker und damit ein Kohlenhydrat, außerdem sehr wenig Fett und Eiweiß – und zwar viel weniger als Kuhmilch. Das Baby der Kuh, das Kalb nimmt also viel mehr Eiweiß mit der Milch auf als ein menschliches Baby. Was nach Logik der Befürworter bzw. Verfechter von Tierprotein zu einer exorbitanten Großhirnentwicklung des Kalbes führen müsste – die aber wurde noch nie entdeckt.

In jeder anderen Hinsicht entsprechen sich Phylo- und Ontogenese, also die Entwicklung im Einzelfall und im Kollektiv, ganz sicher auch hier. Es ist folglich ein völlig absurder Gedankengang, dass unsere Großhirnentwicklung auf den steigenden Fleischkonsum zurückzuführen sei.

Ganz im Gegenteil – sie hat wahrscheinlich dem zunehmenden Tierproteinkonsum zum Trotz stattgefunden. Dafür spricht auch,

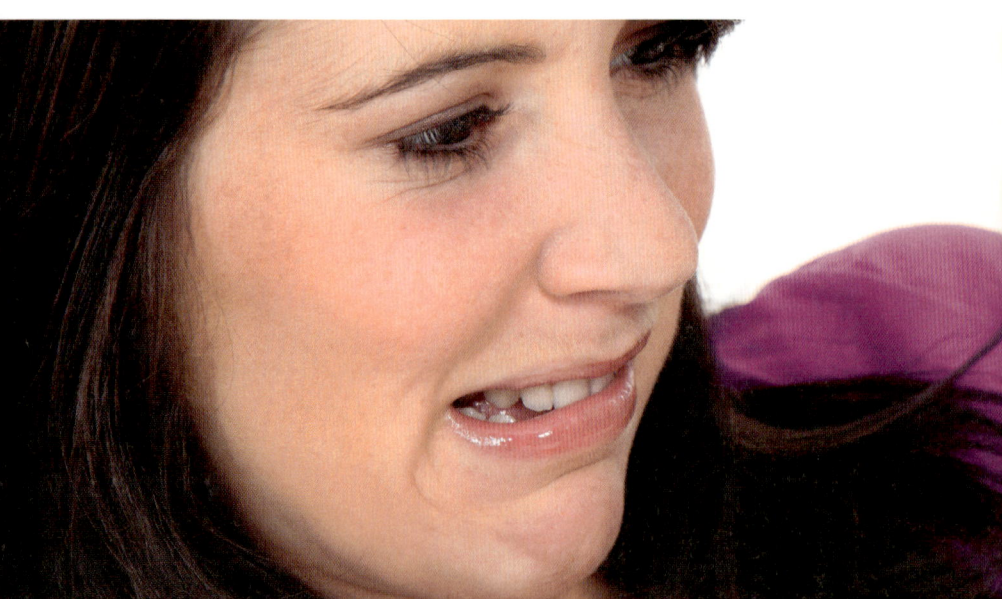

dass bei zahllosen Untersuchungen Veganer als intelligenter imponieren als Mischköstler. Insofern bleibt mir zu vermuten, die Evolutionsvorteilsbehauptung sei wohl am ehesten von der Fleischwirtschaft angestoßen, finanziert und über entsprechenden Lobbyismus in die »Wissenschaftswelt« hineingeschmuggelt worden.

Fleisch schmeckt doch jedem — was ist denn daran plötzlich so verkehrt?

Es schmeckt keineswegs jedem – meiner Schwester und mir beispielsweise von Anfang an nicht. Auch Fisch wird vielen Kindern erst in Gestalt von Fischstäbchen im wahrsten Sinne des Wortes untergeschoben. Wir haben uns wahrscheinlich oft unter dem Anpassungsdruck der Familie mehrheitlich an Fleischgeschmack gewöhnt, weil es als etwas so Wertvolles und Wichtiges galt.

Dabei gibt es den Fleischgeschmack nicht einmal wirklich. Fleisch hat – wie auch Tofu – kaum eigenen Geschmack. Es ist vielmehr der Geschmack von Bratfett, salzig-pikanten Saucen, Grillaroma usw., den wir damit assoziieren.

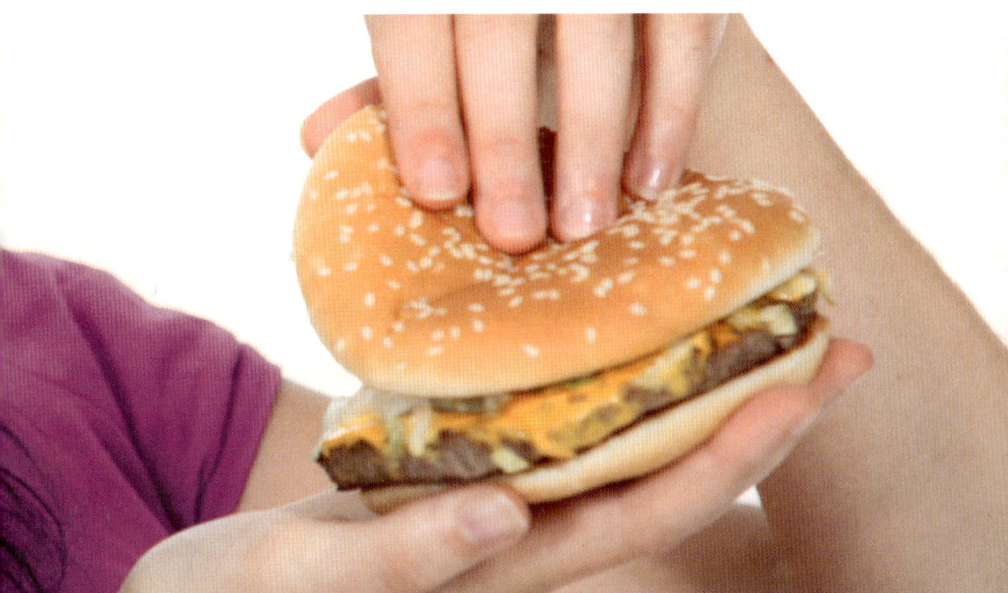

Dass sein Konsum ungesund und sogar gefährlich ist, belegen inzwischen unzählige wissenschaftliche Studien, und sogar die Weltgesundheitsorganisation (WHO) warnt seit Herbst 2015 vor der Krebsgefahr durch weiterverarbeitetes Fleisch.

Es gibt einen weitgehenden Konsens unter Menschen, dass es verkehrt ist, sich vorsätzlich umzubringen. Also möchte ich dazu ermuntern: Lassen wir das (Fleisch) doch einfach! Das Geschmacksargument ist sicher wichtig, wird aber durch den Gewöhnungsfaktor relativiert. Cola, das braune Zuckerwasser, schmeckt ebenfalls vielen Menschen – und wird deswegen nicht gesünder.

Woher kommt die Lust auf Fleisch, wenn sie nicht gesund und natürlich ist?

Dazu eine Gegenfrage: Woher kommt die Lust auf Betrug oder Folter? Sollte Derartiges etwa »natürlich« und »gut« sein, weil es fehlgeleiteten Menschen Lust bereitet?

Lust auf Fleisch gehört zu den fehlgelenkten Gelüsten, die aus der Evolution übrig geblieben sind. Die Lust auf Zucker etwa ist nachweislich auch ungesund, stammt aber aus der Geschichte vom Anfang unseres Lebens, denn Mutters Milch war süß – insofern ist diese Lust natürlich. Vegane Ernährung und mehr noch pflanzlich-vollwertiges Peace-Food brauchen also eine Kulturanstrengung, das Überwinden der Natur dort, wo sie zunehmend – von uns selbst verschuldet – gefährlich für uns persönlich und die Menschheit wird.

Fleischessen ist doch unglaublich männlich, oder?

Ein smarter Cowboy – unrasiert und eingestaubt, aber dennoch mehr als ansehnlich, den Hut lässig in den Nacken geschoben –

brät sich im malerisch in die Prärienacht lodernden Lagerfeuer ein dickes Steak am Stock, das er tagsüber einem vom Rücken seines wilden Mustangs im gestreckten Galopp herab erschossenen Büffels noch warm aus den Rippen geschnitten hat. Ja: Der wirkt sehr – archaisch – männlich. Nur – gibt es den wirklich? Hat es ihn in dieser Gestalt je gegeben?

Jedenfalls sind die heutigen Rest-Cowboys, die auf große, blutige Steaks (und meist auch die entsprechenden Grillspektakel) stehen, wohl eher – wie der Name schon ahnen lässt – Kuh-Jungen, die auf der männlichen Ebene gerade nichts bis wenig zuwege bringen und das offensichtlich mit einem blutigen Steak doch mehr peinlich als männlich zu kompensieren versuchen.

Brauchen wir nicht Schweinefleisch, wegen seiner Aminosäuren?

Mitnichten, denn der menschliche Organismus ist intelligent und flexibel genug, um sich die für ihn notwendigen Aminosäuren aus vielen verschiedenen pflanzlich-vollwertigen Lebensmitteln und Mahlzeiten zusammenzusuchen. Wir tun ihm sogar einen großen Gefallen, wenn wir ihn auf diese Art und Weise fordern und damit natürlich fördern. Wir essen ja schließlich auch keine Menschen, nur weil uns ihr Aminosäurenmuster noch bedeutend ähnlicher ist als das der armen Schweine ...

Braucht Muskelaufbau nicht Fleischnahrung?

Keineswegs, wie etliche seit Längerem vegan lebende Bodybuilder auch optisch beweisen. Die davor zu stellende Frage aber lautet für mich: Braucht es überhaupt solchen Muskelaufbau? Wer braucht den, und wofür? Wer steht drauf? Die meisten Frauen stehen nicht drauf, sie stehen – nach ihren eigenen Aussagen – mehr auf Witz und Humor, Einfühlsamkeit und Entwicklung im Sinne von Erwachsen-werden bzw. -sein. Wer Muskelaufbau möchte, kann ihn wunderbar über pflanzliche Eiweißquellen unterstützen. Muskelbepackte Menschen wie der Arzt Dr. Alexander Dragatz, der Diplompsychologe und Strongman Patrik Baboumian, Ernährungsspezialist und Bodybuilder Karl Ess sowie Attila Hildmann stehen dafür (ein) und zeugen davon.

Bedeutet vegan nicht Mangelernährung?

Eine tatsächliche Mangelernährung betrifft entgegen aller Verschleierungstaktik der Mainstream-Medien und der Wirtschaft, deren Interessen sie häufig vertreten, vor allem Mischköstler, nicht etwa die Vegetarier oder Veganer.

Warum sonst verschreibt beispielsweise jeder Gynäkologe heute jeder Schwangeren geradezu reflexhaft Folsäure? Weil praktisch alle Mischköstlerinnen daran Mangel leiden, ohne es zu wissen. Bei vegan lebenden Müttern könnten sich die Ärzte das sparen, denn diese verfügen über reichlich Fol- oder Blattsäure, nehmen sie doch in aller Regel genug grüne Blätter zu sich.

Praktisch alle Fleischesser leiden inzwischen auch an einem gefährlichen Mangel an essenziellen Omega-3-Fettsäuren, weil sie gar nicht wirklich mitbekommen haben, wie Schlachttiere von Gras- und Heunahrung auf Körnerfutter umgestellt wurden. Das resultierende Missverhältnis von Omega-3- zu -6-Fettsäuren, von dem Mischköstler oft nichts wissen, meiden bewusste Veganer leicht und nebenbei.

89% der Deutschen leiden außerdem unter Vitamin-D-Mangel und sind leider noch keine Veganer. Letztere wissen in aller Regel um dieses Problem und vermeiden es beispielsweise durch regelmäßige Sonnenbäder.

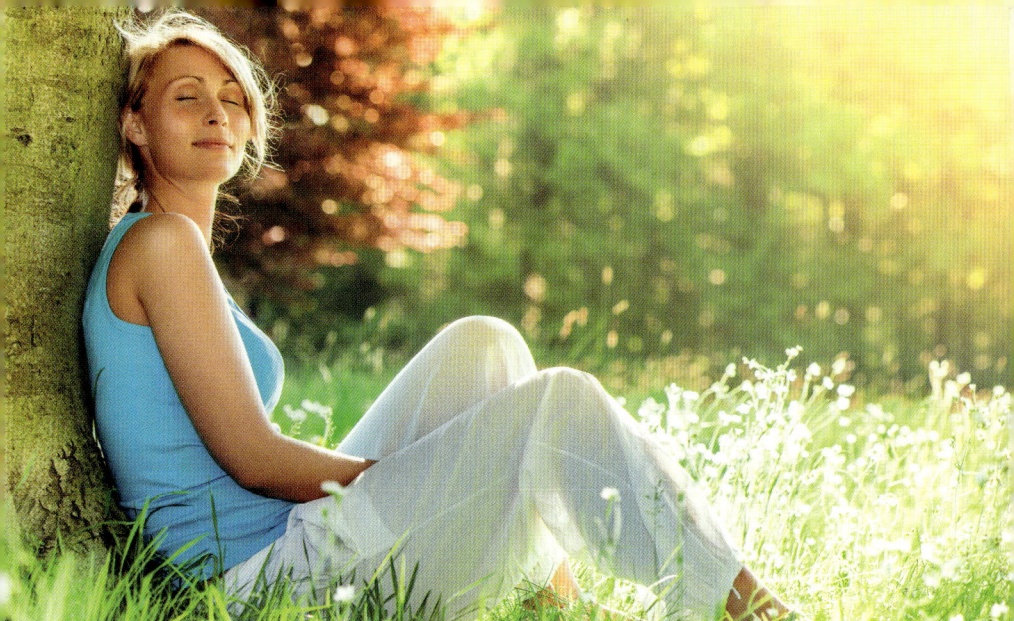

Am krassesten ist es wohl bei der Kalziumversorgung. Milchtrinker bekommen genau die Osteoporose, die Milch(-produkte) meidenden Veganern gerne als unausweichlich prophezeit wird.

Und darüber hinaus ist Mangelbewusstsein ein vorsätzlich verbreitetes Elend, das Menschen bedürftig und gefügig hält. Im Buch »Omega – im inneren Reichtum ankommen« baue ich zusammen mit Veit Lindau an einem Bewusstseinsfeld des Überflusses und der »Lebensprinzipien«.

Die einzige Ausnahme kann Vitamin B12 sein (siehe dazu auch die Seiten 34 und 107f.).

»Pflanzen haben auch Empfindungen und eine Seele. Also ist es egal, ob man Tiere oder Pflanzen isst!«

Vegetative Empfindungen beschreiben Bücher wie Clemens Arvays »Der Biophilia-Effekt«. Ein pflanzliches Seelenleben ist immerhin wahrscheinlich, auch in meinen Augen. Seit ich vor vielen Jahren

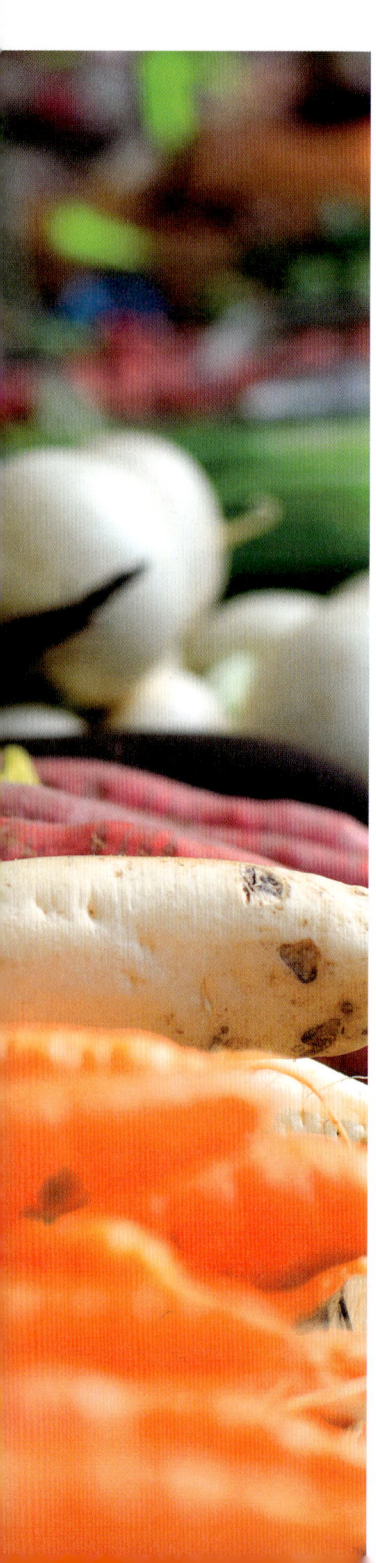

ein Buch über das geheime Seelenleben der Pflanzen gelesen habe, gehe ich davon aus und habe jetzt einen ganz besonderen Bezug zu Pflanzen, speziell zu Bäumen.

Gerade wer so wie oben argumentiert, müsste unbedingt vegan leben, denn für Nahrung aus Tierprotein haben zehnmal so viele Pflanzen zu sterben wie für direkte Pflanzenkost. Das ist auch für mich exakt der Grund, warum Mischkost den Welthunger so drastisch verschlimmert und vegane Lebensart ihn so hoffnungsvoll mindert.

»Ich bin stark medial, ich erde mich mit Fleisch bzw. Käse und Schokolade, sonst hebe ich ab!«

Vertreter dieser Argumentation haben in der Regel längst abgehoben und ihre Erdung verloren. Schokolade ist im Übrigen, wenn sie über 70% Kakaoanteil enthält und keine Milch, durchaus vegan – und ohne Zucker sogar durchaus gesund durch den enthaltenen Kakao. Milch(-produkte) dagegen erden weniger, als dass sie nachweislich krank machen.

Bezüglich Fleisch und insbesondere Wurstwaren hat dies sogar die Weltgesundheitsorganisation (WHO) zu meiner großen Freude mittlerweile zugegeben.

Sie agiert ja sonst eher industriehörig und ändert im Zuge dessen auch mal ihre Definition von Pandemie, um etwa der Schweinegrippe und den in absurder Weise von der Pharmaindustrie dagegen aufgebotenen Virenhemmern und Impfstoffen auf die kommerziellen Sprünge zu helfen.

»Die Tiere, die ich esse, opfern sich gerne für mich!«

Gegen solche geradezu unfassbaren Rationalisierungsversuche und ähnlichen egomanen Esoterikquatsch hilft meiner Meinung nach am wirkungsvollsten ein Besuch in einem beliebigen Großschlachthof. Solche Besuche sind heutzutage in der Regel – aus gutem bzw. bösem Grund – allerdings untersagt.

Insofern kann ein Dokumentarfilm wie »Hope for all. Unsere Nahrung – unsere Hoffnung« von Nina Messinger (Jahrgang 1980), der 2016 herauskam, im Bedarfsfall weiter- und hoffentlich auch aus der peinlich-esoterischen Verlogenheit heraushelfen (http://www.hopeforall.at).

»Wir essen nur noch wenig Fleisch – und wenn, dann ausschließlich Biofleisch!«

Solche Sätze zeigen immerhin einen gewissen Fortschritt. Die meisten und schon gar die mit Restsensibilität Ausgestatteten distanzieren sich bereits von ihrem Fleischkonsum.

Allerdings sind derartige Aussagen meist nur halbwahr oder ganz gelogen. Die Zahlen nämlich sprechen eine andere Sprache: Der Fleischkonsum insgesamt geht in Deutschland nur sehr langsam zurück; dass er das tut, liegt wohl hauptsächlich an den Veganern und Vegetariern. Der Verbrauch von Biofleisch steigt gleichzeitig kaum an.

Insofern kann ich Schutzbehauptungen wie die oben leider nicht ernst nehmen. In derartigen Rationalisierungen der Gesundszene zeigt sich mir vor allem das schlechte Gewissen der sensibleren Mischköstler, die im Grunde genommen sehr wohl wissen, was sie gesundheitlich bei sich, humanitär bei den Hungernden der Welt, ökologisch in der Umwelt und in ethisch-moralischer Hinsicht bei den Tieren anrichten.

Auch Biokälber & Co. werden übrigens nicht zu Tode gestreichelt. Selbst wenn sie in einer Biozucht vor ihrem Abschlachten wirklich besser und artgerechter gehalten wurden als Massenindustrietiere, muss der Gang aufs Schafott in die Blutlohe eines Großschlachthofs für sie der dann perverserweise umso größere Schock sein, der ihre allerletzten Stündlein zur Hölle auf Erden macht.

Hinzu kommt für uns Menschen: Biofleisch mag durch bessere Fütterung und Haltung etwas besser sein – gesund wird es dadurch trotzdem nicht. Es bleibt Tierprotein und -fett und hat damit all die negativen und in vielen Studien belegten Wirkungen, die so krass sind, dass selbst die Weltgesundheitsorganisation (WHO) sie seit Herbst 2015 nicht mehr leugnet.

»Quark, Joghurt & Co. gibt es in guter Bioqualität. Dann sind sie gesunde und wichtige Lebensmittel!«

Alle Milch(-produkte) richten nachweislich verheerende Schäden im Organismus an. Dazu gibt es u.a. die berühmte Studie des US-amerikanischen Mediziners Dr. Caldwell Esselstyn, die aufzeigt, wie schädlich Milchprodukte insbesondere für die Herzgesundheit sind. Und Prof. Dr. T. Colin Campbell bezeichnet Milch(-produkte) gar als das gefährlichste Kanzerogen, die größte Krebsursache auf diesem Planeten. Vielleicht gibt es aber auch bei Milchprodukten eine Dosis, die erst längerfristig tödlich ist? Als Arzt kann ich von solchen Überlegungen nur abraten.

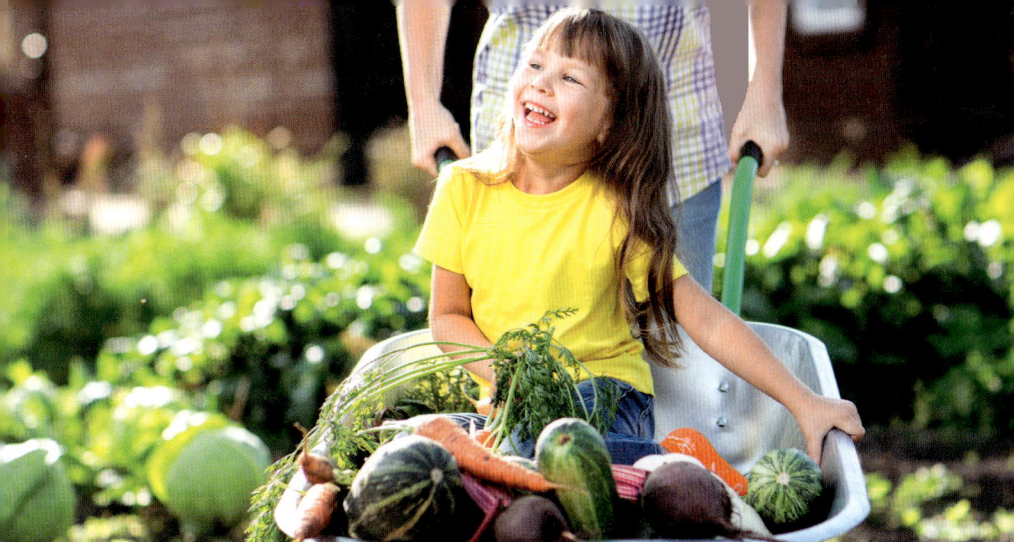

Natürlich kann man derlei Dinge auch weniger absolut und kämpferisch sehen. Peace-Food ist ja auch nur ein Angebot und keine »Drohung« – medizinisch gesehen allerdings eines der besten, die ich machen kann. Niemand muss dieses Angebot annehmen. Wer es nicht tut, dessen Leben ändert sich nicht. Er muss sich auch gar nicht aufregen oder wütend auf den werden, der es gemacht hat oder auf die, die es annehmen.

Wobei zwischen Konsequenz und Fanatismus zu unterscheiden ist. Wirklicher Fanatismus stellt immer ein Problem dar, und wenn er bei Veganern auftritt, macht mich das besonders betroffen und traurig, weil er die Ausbreitung des veganen Gedankens behindert.

Wer die Idee pflanzlich-vollwertiger Kost allerdings konsequent annimmt, der kann sich auf so verblüffende wie wunderbare Wendungen zum Besseren in seinem Leben gefasst machen!

Als Arzt muss ich außer vor Milch(-produkten) auch noch vor Fleisch warnen.

KAPITEL 5
Die Chancen des Veganismus

Ist vegan wirklich gut für jeden?

Grundsätzlich sollte ein Mensch natürlich gesund essen, also frei von Giftigem, Gefährlichem und Schädlichem. Wir brauchen also nicht darüber zu verhandeln, wie viel Knollenblätterpilz gerade noch nicht zum Tode führt, und wie viel Milch(-produkte) noch zulässig sind, wie viel Fleischwurst im Hinblick auf Krebs noch toleriert werden kann o. Ä. Das sind absurde Diskussionen.

Die Basis der Ernährung müsste ärztlicherseits im Sinne von Peace-Food tierproteinfrei und stattdessen pflanzlich-vollwertig sein.

Darauf sollte sich dann dem jeweiligen Typ entsprechend und auch im Hinblick auf spezielle Krankheitsbildervorbeugung eine individuelle Kost gründen, wie in »Geheimnis der Lebensenergie« vorgestellt. Und natürlich ist schlussendlich auf dieser gesunden Basis der persönliche Geschmack ausschlaggebend.

Nach über 45 Jahren vegetarischer Ernährung, 8 Jahren veganer und 4 Jahren zusätzlich glutenfreier Kost und meinen Beobachtungen in der diesbezüglichen Beratung kann ich nur festellen: Die Möglichkeiten der pflanzlich-vollwertigen Kost in gesundheitlicher Hinsicht sind wirklich beeindruckend. Und in der Kombination mit Fasten, »verbundenem Atem« und Psychosomatik tatsächlich überwältigend. Nach meinen bisherigen Erfahrungen wird praktisch jeder Mensch davon profitieren.

Wie steige ich am leichtesten ins vegane Leben ein?

Dazu habe ich den Ratgeber »Vegan für Einsteiger« geschrieben, der es ermöglicht, vier Wochen praktisch so weiterzuessen wie bisher – nur eben vegan. Die zahlreichen Fleisch- und Milchersatzprodukte auf dem Nahrungsmittelmarkt machen den Einstieg bzw. Umstieg inzwischen sehr unkompliziert und angenehm. Das ist auch ideal für Veganerinnen, die den »Fleischtiger« an ihrer Seite ins vegane Feld ent- und verführen wollen, ohne dass er es überhaupt so richtig registriert.

Wenn sie dann nach Wochen quasi die vegane Katze aus dem Sack lässt, erklärt sich ihm in den meisten Fällen wie von selbst, warum es ihm nun körperlich und geistig-seelisch so viel besser geht und die Partner es sich in Zukunft gemeinsam und bewusst noch viel besser gehen lassen können, wenn sie all das behelfsmäßige »Ersatzzeug« durch richtig gutes Gemüse und hochwertiges frisches Obst ersetzen.

Was ist der beste vegane Beginn?

Eine ganzheitliche Fastenwoche hat sich als optimaler Einstieg in den Umstieg bewährt: Für Fasten gelten im Wesentlichen dieselben Grund- und Spielregeln wie für Peace-Food, beide ergänzen sich wunderbar und fordern uns zwar vielleicht, fördern uns aber von Anfang an – und ebenso auf Dauer – ganz enorm.

Fasten hat außerdem den enormen Vorteil, auch gleich Süchte zu beenden, ob sie einem nun bewusst sind oder nicht: von der Zucker- über die Kaffee- und Gluten- bis hin zur Nikotin- und Alkoholsucht. Mir ist in der Tat keine einzige Sucht bekannt, die unter Fasten nicht mit einem vergleichsweise milden körperlichen Entzug verginge. Meine Bücher zum Thema Fasten und seiner konkreten Umsetzung sind einschließlich der neuen Titel »Fastenwandern« und »Jetzt-einfach-fasten« unter http://fasten.dahlke.at/fasten-buecher/ zu finden.

Noch ein Hinweis zu einem möglichen veganen Anfangsrisiko: Wie bereits erwähnt, geht die Heilige Hildegard von Bingen in ihrer Heilkunde davon aus, dass Fasten 29 der ihr damals bekannten 35 Laster oder Süchte heile und nur die Hybris, die Arroganz verschlimmere. Ähnlich scheint es mir bei der veganen Ernährung zu sein: Sie nützt fast allen, aber nicht in jeder Hinsicht. Wo sie schaden könnte, habe ich körperlich-medizinisch noch nicht herausgefunden bzw. erfahren müssen. Im Seelischen und Sozialen ist es sicher der damit zwar selten, aber eben doch möglicherweise einhergehende Fanatismus in Sachen »Heilslehre« und deren ungefragter, rücksichtsloser Verbreitung, eine penetrante Rechthaberei oder/und eine Übergriffigkeit in Bezug auf die Lebensstile anderer.

Wie hoch ist das vegane Risiko für Nährstoffmangel?

Dazu sollte man sich vor dem Umstieg umfassend informieren und seinen Speiseplan umsichtig gestalten, insbesondere die Zufuhr von Vitamin B12 sollte beachtet werden.

Aber grundsätzlich gilt: Mischköstler müssen insgesamt ungleich mehr aufpassen als Veganer: Vitamine wie Folsäure fehlen ihnen regelmäßig, weshalb Schwangere es eben praktisch immer verschrieben bekommen. Aber auch die ganze übrige lange Vitaminliste weist bei Mischköstlern oft bedenkliche Lücken auf – von den so wichtigen, u.a. krebshemmenden sekundären Pflanzenstoffen ganz zu schweigen. Ausgewogen, d.h. abwechslungsreich lebende Veganer dagegen haben diese im Überfluss.

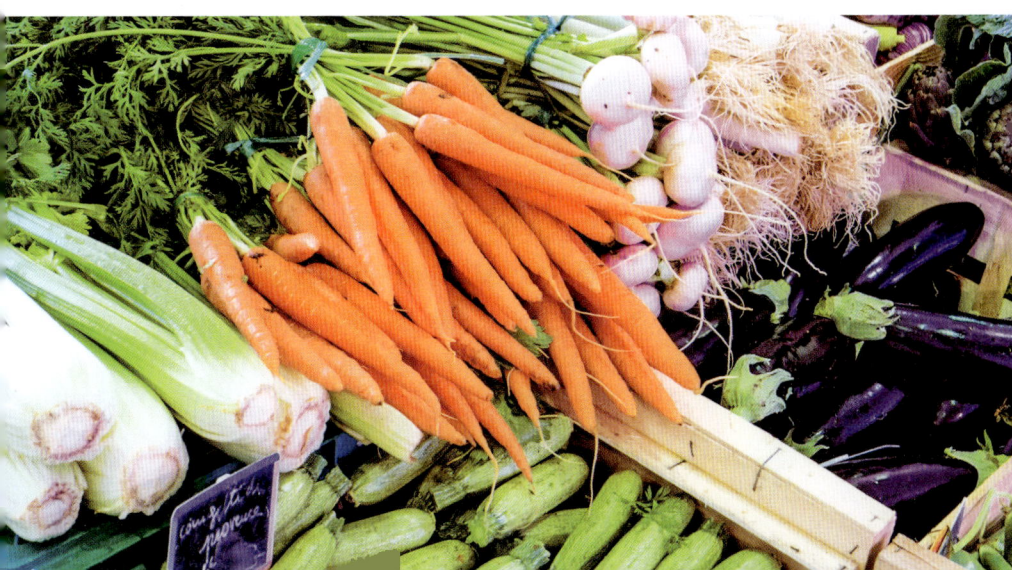

Welche Nahrungsmittel gewinnen mit dem Umstieg an Bedeutung?

Natürlich alle essbaren Pflanzen. Immer am besten sind sie vollwertig, stammen aus regionalem und saisonalem Bioanbau und sind (ernte-)frisch.

Besonders wichtig sind eiweißreiche Pflanzen wie Hülsenfrüchte und hier vor allem die Lupine, aber auch – je nach Körpergewicht – Pflanzlich-Fettreiches wie Avocado und Nüsse. Vor allem aber sollte man auf eine bunte Mischung von Pflanzen achten, die einem besonders gut schmecken.

Was behindert eigentlich noch Ihr veganes »Feld ansteckender Gesundheit?«

Das von Schulmedizin, Gesundheits- sowie Pharmaindustrie und selbstverständlich weiten Teilen der Politik in den Gehirnen der Mehrheit verankerte »Feld ansteckender Krankheit« ist tatsächlich leider noch sehr stark, kann es sich doch auf ungezählte Lobbyisten weltweit und deren so global wie massenweise vorhandenes Industriegeld stützen. So wurde die vegane Kost vollkommen zu Unrecht vielfach vehement in die Nähe von Gefahr, Krankheit und Mangelernährung gerückt.

Das ist zwar absurd, da die eigentliche und wirklich bedrohliche Gefahr auch für das sogenannte Gesundheitswesen heute der Mangel in der Überernährung der Mischköstler ist. Bedrohlich ist natürlich auch das breite Spektrum der Wohlstandskrankheiten mit ihren verheerenden Folgen. Leider aber hat sich dieses Feld ansteckender Krankheiten doch ganz besonders in den Köpfen solcher Mitbürger verankert, denen ein Umdenken bzw. Veränderungen jeglicher Art grundsätzlich eher Angst einflößen und die darauf massiv und meist unversöhnlich mit Abwehr reagieren.

Was hat trotz Sperrfeuer der Industrie zur so beeindruckend raschen veganen Verbreitung geführt?

Das dürfte vor allem dem animierenden und ansteckenden Beispiel und der Vorbildfunktion bewusster Pflanzenesser geschuldet sein – und ihrer Lebensfreude wie natürlich auch den Chancen und Auswirkungen des neuen veganen Lebensstils.

Warum löst das Thema »vegan« so heftige Reaktionen aus?

Weil hier nicht zuletzt eine uralte Machtfrage im neuen Gewand aufgetaucht ist und es einmal mehr in der Geschichte der Menschheit um den Geschlechterkampf geht.

Eine alte Wahrheit, die wohl nie veralten wird: Wer über das Essen verfügt und bestimmt, hat enorme Macht. Die gesamte Entwicklung des veganen Phänomens zeigt deutlich, wie sehr hier um viel mehr als nur um gesunde Ernährung gerangelt wird. Es geht letztlich darum, dass sich das Essen vom männlichen Macherpol nach und nach zum weiblichen Pol zurückbewegt.

Diese Rückkehr des Essens zur urzeitlichen Höhle stellt selbstverständlich eine ganz massive Provokation für den archetypisch männlichen Pol dar, stellt sie doch immerhin eine der wichtigsten Bastionen des Patriarchats infrage. Meiner Überzeugung nach muss sich das Essen aber zwingend zurück zum weiblichen Pol bewegen – wenn wir denn überleben wollen.

Wie lässt sich das Verhältnis von Fleischessern, Mischköstlern und Veganern entspannen?

Im hoffenden Bewusstsein, dass die Mischköstler von heute die Vegetarier von morgen und diese die Veganer von übermorgen

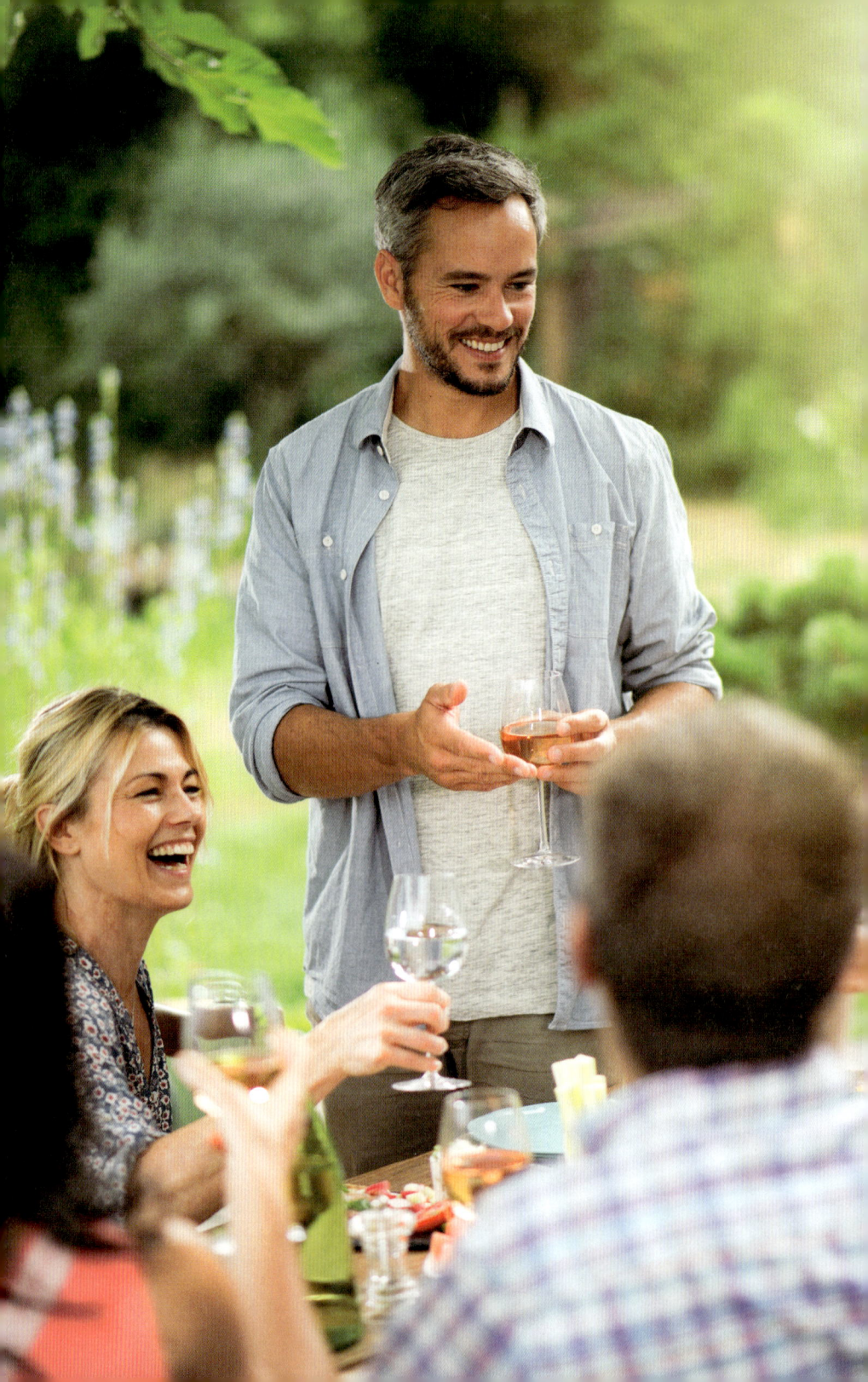

sind, geht es mir um vorbehaltlose Information anstelle von Ideologie und Projektion, allerdings in dem Wissen, dass Ernährung nur eine der fünf Säulen der Gesundheit nach dem altgriechischen Urvater der Medizin Hippokrates ist.

Auf diesen Säulen (pflanzlich-vollwertige) Ernährung, (gesunde) Bewegung, (tiefe) Entspannung, Bewusstheit und (achtsamer) Umweltbezug ruht das Dach des antiken Tempels der Gesundheit, der bis heute seine Gültigkeit besitzt.

Hinzu kommt das Wissen um die Psychosomatik, wie in »Krankheit als Symbol« beschrieben.

Osteoporose ist insofern beispielsweise zunächst eine Maßnahme des Organismus, um Ballast abzuwerfen, wenn seine Besitzerin es versäumt, sich den Rückweg des Lebens im übertragenen Sinne zu erleichtern.

Was die vegane Kost betrifft, geht es mir darum, hier möglichst viele der größtenteils mutwillig ausgestreuten Missverständnisse zu klären und unentschlossene und wissbegierige Leserinnen und Leser dort abzuholen, wo sie sind: nicht selten in Bergen von Vorurteilen, die von Werbung und Wirtschaft ebenso engagiert wie kostenintensiv verbreitet und aufgebaut wurden.

Woher kommt die meist größere (Lebens-)Freude von Veganern?

Pflanzlich-vollwertiges Leben sorgt für eine bessere Serotoninproduktion durch optimale Versorgung mit serotoninbildenden, d.h. L-tryptophanreichen Stoffen. Und wer mehr von diesem Wohlfühlhormon Serotonin abbekommt, hat auch mehr vom Leben, fühlt sich glücklicher und freudvoller.

Auch die insgesamt bessere vegane Antioxidanzienversorgung – mit Stoffen gegen die so aggressiven wie zellgiftigen freien Radikale – trägt zu einem vitaleren Leben voller Freude bei.

Aus Erfahrung kann ich sicher sagen: Wer aufhört, Tiere zu essen, wird sein Herz für sie (wieder-)entdecken und immer mehr Mitgefühl mit schlussendlich allen fühlenden Wesen entwickeln. Wie uns der Biologe Clemens G. Arvay in seinem empfehlenswerten Buch »Der Heilungscode der Natur« (erschienen 2016 bei Riemann) vermittelt, macht uns eine positive Beziehung zu Tieren und auch zur pflanzlichen Natur wissenschaftlich nachweisbar gesünder. Zeit, die wir mit Tieren und Pflanzen, etwa Bäumen, verbringen, wirkt wie ein Lebenselixier auf unsere Gesundheit.

Wer also zu guter Letzt ein Herz und eine Seele mit Tieren und Pflanzen ist, wird sich auch ungleich mehr an allem Zwischenmenschlichen erfreuen.

Wer – wie es uns der Schriftsteller Manfred Kyber (1880–1933) in seinen außergewöhnlichen (Tier-)Geschichten und Gedichten nahelegt – Tiere als unsere Schwestern und Brüder erkennen und schätzen und schließlich innig lieben lernt, wird nach einiger Zeit erleben, wie Tiere ihm auf allen Ebenen näherkommen. Dank der sich auf diese Weise entwickelnden Naturliebe wird er mehr draußen im Grünen sein wollen, was uns wiederum wissenschaftlich nachgewiesen gesunden lässt.

Sicher wird auch die Schulwissenschaft die biochemische Basis dieser Überlegungen bald entdecken und dann irgendwann endlich akzeptieren.

»Veganize your life!« Was ist das Schönste daran?

Die Entwicklung ist unübersehbar positiv, was die eigene und sogar die globale Gesundheit angeht.

Konkret bietet die pflanzlich-vollwertige Kost von Peace-Food auf persönlicher Ebene u.a. die Chance, das eigene Idealgewicht zu verwirklichen und dieses so entspannt wie genussvoll zu halten, unangenehme Körperausdünstungen mit der Zeit immer weiter zu reduzieren und in eine attraktive Ausstrahlung zu verwandeln, Charisma zu entwickeln und eine ansteckend gute Lebensstimmung zu bekommen.

Schuldgefühle, die der Daseinsfreude so sehr im Weg stehen, werden sich natürlich schon deswegen minimieren, weil wir unsere Mitverantwortung für den Hunger in der Welt, für unfassbares Leid von Tieren und für Umweltkatastrophen durch pflanzlich-vollwertige Kost dramatischer verringern als mit jeder anderen mir bekannten Maßnahme.

Vor allem aber werden Veganer auf verschiedensten Ebenen gesunden, vielen Krankheitsbildern und sogar den großen Geißeln der Menschheit Herztod und Krebserkrankungen vorbeugen, die globale Klimakatastrophe eindämmen und das Gleichgewicht in der Natur wieder herstellen helfen – und so erheblich dazu beitragen, weniger Wasser und Land zu verschwenden, wie nicht zuletzt auch das Buch »Veganize your life!« anhand von Studien und Grafiken deutlich macht.

Die Aussichten sind also durchaus wundervoll, und wir Veganer haben allen Grund, uns zusammen mit allen anderen Menschen zu freuen.

Veganer sollen schlauer sein. Ist da was dran?

Das haben einige Studien zumindest ergeben, wobei natürlich nicht klar ist, ob die Klügeren schlicht früher auf pflanzlich-vollwertig umsteigen oder die Umsteiger erst durch diese Kost klüger werden. Möglicherweise ergänzt sich auch beides.

Immerhin bekommen Peace-Food-Esser eine hohe Ausbeute hochwertiger unraffinierter Kohlenhydrate, also die ideale Hirnnahrung. Außerdem sind sie auf Gewebeebene deutlich weniger verschleimt und verklebt, und unser Gehirn besteht ja schließlich auch aus Gewebe.

Leben Veganer länger?

Dafür sprechen alle Studien, die sich des Zusammenhangs zwischen Ernährung und Lebenslänge annehmen.

Einen netten Hinweis liefern auch jene Hunde, die – zwar absolut nicht artgerecht, aber eben doch – vegan ernährt werden und damit ihre Lebenserwartung oft dramatisch steigern können, sodass 20 Lebensjahre für sie auf einmal realistisch erscheinen.

Warum werden Veganer sensibler?

Wissenschaftlich ist das noch gar nicht geklärt, aber die Traditionelle Chinesische Medizin (TCM) sagt uns seit Urzeiten, dass Milch(-produkte) verschleimen. Wir wissen aus Erfahrung, dass der Weizenkleber (Gluten) verklebt. Und Verschleimung und Verklebung behindern nicht nur die Entwicklung von Intelligenz, sondern wohl auch die von Sensibilität. Verzichtet man also sowohl auf Milch(-produkte) als auch auf Gluten und vermeidet die Schwere von Tierprotein und -fett, können offensichtlich all unsere Sinne aufleben und intensiver spüren.

Auch das Wegfallen der sogenannten kognitiven Dissonanz, also des Uneinsseins mit sich selbst, ist erleichternd und sicher sensibilitätsfördernd. Immerhin wollen Fleischesser und Milchtrinker in aller Regel für ihre Nahrungsmittel nicht selbst und nicht aktiv töten oder quälen, müssen also dieses Thema aus ihrem Denken und Empfinden verdrängen oder verbannen und können dadurch in mehr oder weniger starke Zustände des Missbehagens geraten. Schließlich muss es ja früher oder später die Empfindsamkeit abstumpfen, wenn man immer wieder in leidende Augen geschundener Tiere schauen, die Zustände in Massenzuchthäusern beobachten und sich dann eingestehen muss, dafür nicht unerheblich mitverantwortlich zu sein.

Wenn aber ein authentischeres Leben (-sgefühl) möglich ist, weil durch Peace-Food individuelles Wollen und Tun besser in Einklang gebracht sind, kann die Psyche auch mehr Sensibilität zulassen.

Das Nachlassen dieser seelischen Belastung und die Abnahme der Angst, weil keine tierischen Panik-, Stress- und Angsthormone mehr gegessen werden, dürften darüber hinaus ihre Rolle spielen.

Wie wirkt vegan noch auf Psyche bzw. Seele?

Die Anima oder Seele ist archetypisch weiblich. Sie existiert in unseren Seelen-Bilder-Welten, ist einfühlsam und lebt in unserem Körper als ihrem Haus. Wird dieses Haus aufgeräumt und gesäubert, fühlt sich die Seele leichter und beschwingter, wie ich von ungezählten Fastenseminaren weiß.

Pflanzlich-vollwertige Kost bedeutet für den Organismus dauerndes Aufräumen und Erhalten der Ordnung, zugleich findet nachhaltige Entgiftung statt, und die Neuaufnahme von Gift wird drastisch reduziert. All das erleichtert der Seele das Leben in ihrem (Körper-)Haus und verleiht ihr manchmal geradezu Flügel.

Enorm viele Peace-Food-Anhänger haben mir in den letzten zehn Jahren

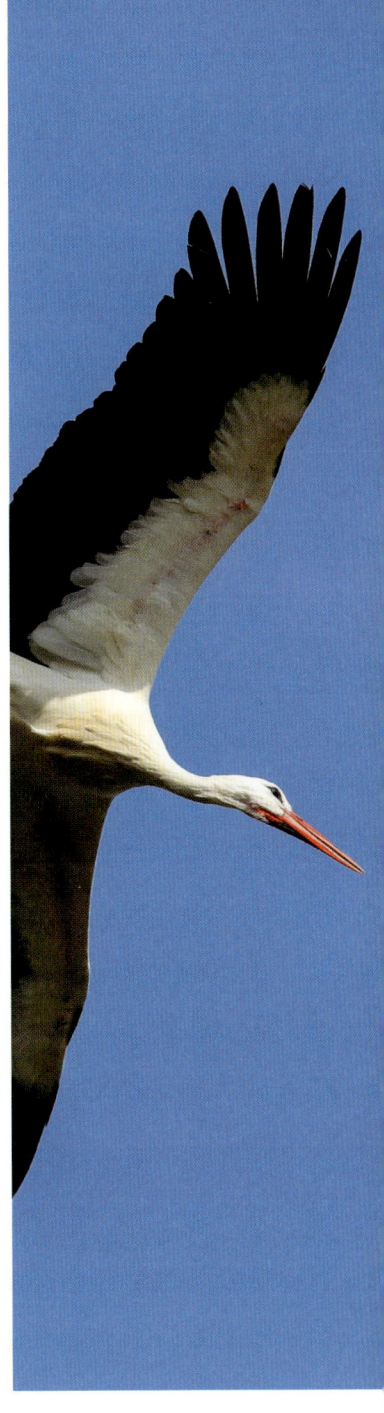

bestätigt, dass ihr Seelenvogel leichter und freier fliege, seit sie den Schritt ins vegane Leben geschafft haben.

Gibt es diese fast mystischen Erfahrungen von Langzeitveganern wirklich?

Wir können nicht gleich zu Beginn, aber in der Tat umso sicherer nach Jahren veganen Lebens feststellen, wie auch frei lebende Tiere unsere Nähe suchen. Wer gerne draußen meditiert, kann erleben, wie sich mal ein Hase, mal ein Iltis zu ihm gesellen, um gleichsam mit ihm zu meditieren. Das sind berührende Momente großer Freude. Wir fühlen uns dann eins mit der Schöpfung und als ihr integraler Teil.

Wer je erlebt hat, wie ihm ein Tier zum Freund wurde, seine Katze, sein Hund oder sein Pferd, kann überhaupt erst ermessen, was es bedeutet, aller Tiere Freund zu werden. Wem sich ein Vogel auf den Arm setzt, geht einem das unendlich viel tiefer und berührt mehr, als jeder Satz es ausdrücken kann.

All die noch schnitzelessenden Tierfreunde und Mitglieder entsprechender (Tierschutz-)Vereine sind prinzipiell bereits auf dem richtigen Weg – nur: Sie können noch so viel weiter gehen und ihr grundsätzlich tierfreundliches Erleben und Empfinden massiv intensivieren.

Was bedeutet vegan jenseits der Ernährung?

Das hat weniger mit Gesundheit als mit Ideologie zu tun. Mein diesbezügliches Verhalten kommt wie mein veganes Engagement primär aus dem Bedürfnis, Tiere zu schonen und jedenfalls nicht zu schädigen, sondern sie aufrichtig zu lieben. Hier wird oft empfohlen, alle Produkte vom Tier zu meiden, wie Honig selbstverständlich, aber auch Kleidung aus Leder oder Seide und sämtliche Kosmetika und Medikamente, zu deren Herstellung Tierversuche o. Ä. nötig waren.

Tatsächlich stehe ich dieser Haltung sehr nahe, verurteile in jedem Fall Tierversuche, erst recht für Kosmetika, und kaufe mir keine neuen Sachen aus Tiermaterialien. Ich halte es allerdings für noch respektvoller den Tieren gegenüber, die noch vorhandene Kleidung tierischen Ursprungs aufzutragen, statt sie ungenutzt bzw. zu wenig genutzt vorzeitig zu beerdigen.

Ist vegan am Ende die Lösung aller Probleme? Das Heilmittel schlechthin?

Das Allheilmittel haben Menschen immer gesucht und nie gefunden – offenbar gibt es schlicht keines. Ganz sicher ist es auch vegane Kost nicht – und vor allem nicht allein.

Wie schon mehrfach gesagt, gibt es viel Veganes, das gar nicht gesund ist. Vegan allein reicht also nicht einmal für eine empfehlenswert gesunde Kost aus – sie muss schon pflanzlich-vollwertig sein. Gegebenenfalls noch kombiniert mit Glutenfreiheit kann sie im Sinne des »Geheimnisses der Lebensenergie« sehr viel Positives bewirken, sodass bei manchen der Eindruck eines Allheilmittels entstehen mag.

Als Arzt muss ich aber leider feststellen, dass vegan und auch Peace-Food es nicht ist und nicht werden kann. Nach meinen nun fast 40 Jahren Erfahrung kommt vielmehr eine Rückkehr zu natürlichem Lebensstil diesem Ziel nach »All-Heilung« noch am nächsten. Und innerhalb dieses Lebensstils ist pflanzlich-vollwertige Kost dann zwar ein wichtiger, aber eben doch nur ein Mosaikstein im großen Gesamtmuster.

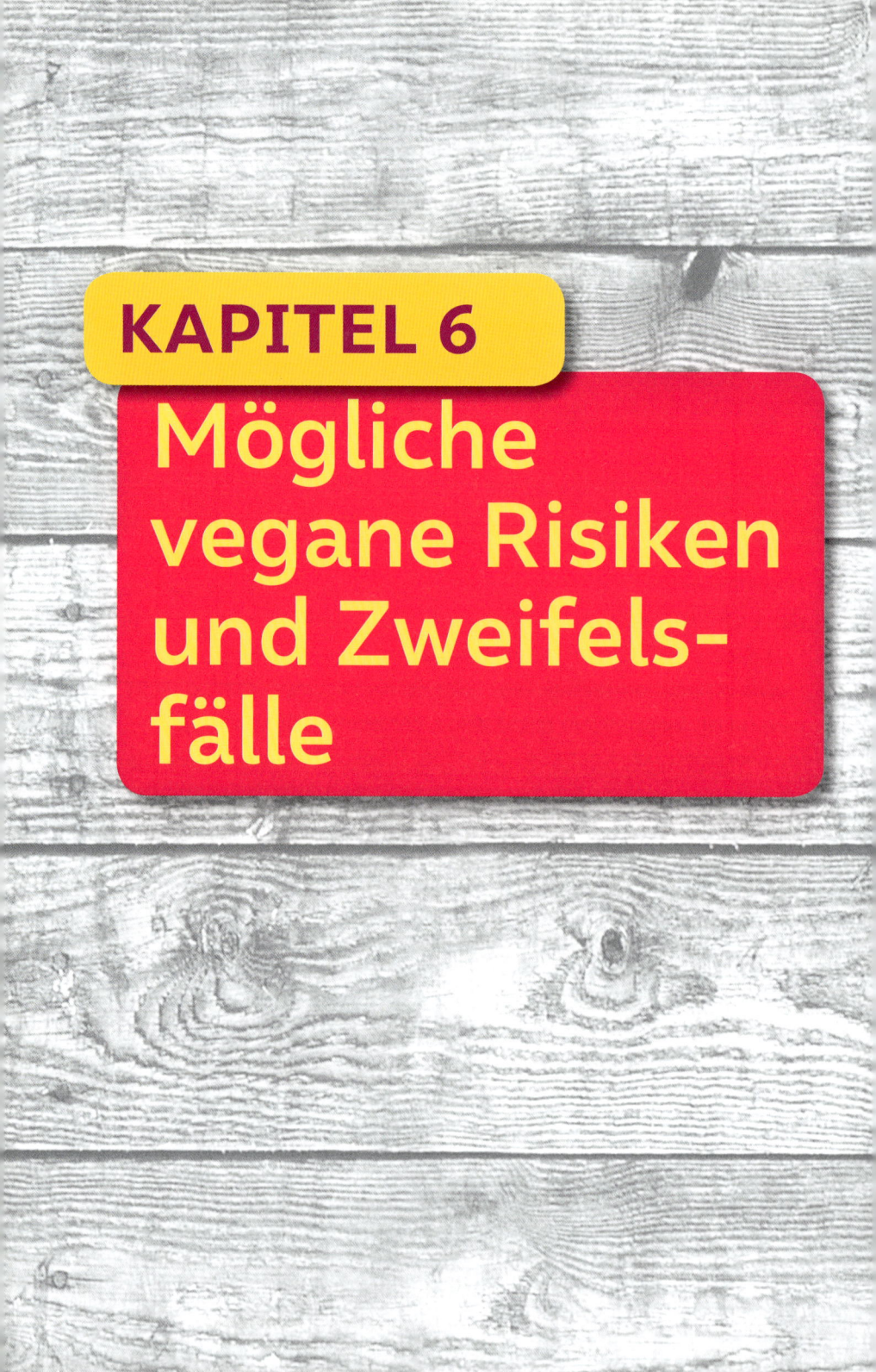

KAPITEL 6

Mögliche vegane Risiken und Zweifelsfälle

Welche Gefahren veganer Ernährung bestehen für Säuglinge und Kleinkinder?

Zunächst einmal: Es gibt keine grundsätzlichen veganen Gefahren, auch nicht für (ganz kleine) Kinder.

Aber es werden immer wieder Einzelfälle veganer Eltern bemüht, die ihre Kinder vernachlässigen. Das ist ebenso möglich wie traurig; allerdings werden leider auch ständig ungezählte Kinder von Mischköstlereltern grob vernachlässigt.

Vernachlässigung ist natürlich verboten, und das absolut zu Recht. Auch ist sie schon lange strafbar. Wer Kinder einseitig achtlos oder unachtsam mangelernährt, macht sich fraglos eines Verbrechens schuldig. Fanatiker (jeder Couleur) sind hier natürlich besonders anfällig.

Bei vegan Fanatisierten kann der Vorsatz, etwa wenn sie beweisen wollen, dass es bei ihnen und ihrer Familie auch ganz ohne Vitamin-B12-Substitution geht, besonders schwer wiegen. Die Tatsache aber, dass auch Veganer so etwas Schreckliches tun, sagt nichts aus über Veganismus als solchen, sondern nur über diese jeweiligen Tätereltern.

Veganer müssen natürlich – wie alle anderen auch – für ausgewogene Kost sorgen. Wer sein Kind nur mit Würstchen ernährt, gefährdet es selbstverständlich, gleichgültig, ob diese aus Fleisch oder Soja sind.

Insofern ist auch die Aussage der größten Ernährungsorganisation der Welt, der ANA (American Nutrition Association), nicht erstaunlich, die besagt: Eine gut geplante vegane Ernährung ist in allen Phasen des menschlichen Lebens empfehlenswert.

Dass kleinere unbedeutendere Ernährungsgesellschaften wie die Deutsche Gesellschaft für Ernährung da noch Informations- und Fortbildungsbedarf haben, muss einen nicht schrecken. Viele haben wohl auch einfach Geldgeber mit Mitspracherecht, denn immerhin liegen die entsprechenden pro-veganen Studien schon lange vor.

Ist Veganismus für Schwangere aber nicht doch gefährlich?

Da die Empfehlung der ANA für alle Stadien der menschlichen Entwicklung und alle Lebensalter gilt, erübrigen sich eigentlich weitere Kommentare. Da aber entsprechend uninformierte Warnungen sonst wohl nicht aus der Welt zu schaffen sind, hier noch einige Bemerkungen dazu.

Während der Schwangerschaft und Stillzeit braucht eine Frau von manchen Nährstoffen mehr, für ihre eigene Gesundheit und die ihres Kindes. Daher ist eine vollwertige, abwechslungsreiche Kost unabdingbar – für Mischköstlerinnen wie für Veganerinnen. Blutuntersuchungen geben Aufschluss über die Versorgungslage.

Während der Schwangerschaft kann und darf eine Frau nicht nur, sondern sollte von Anfang an konsequent auf Tierprotein verzichten, da sie damit ihrem Kind beispielsweise mit großer Sicherheit Typ-1-Diabetes erspart. Diesen gibt es gar nicht ohne Antikörper gegen Kasein, das Milcheiweiß.

Außerdem lässt sich an der enormen Belastung der Muttermilch mit Schwermetallen und Giftstoffen bei stillenden Mischköstlerinnen das Ausmaß des Gifteintrags über Tierprotein ablesen. Das ist der Grund, warum Schulmediziner lange vom Stillen abrieten.

Sowohl Schwangeren als auch stillenden Müttern ist schon wegen dieser 92% Gift, die wir allein aus Tierprotein mit der Nahrung aufnehmen, davon ab- und zu pflanzlich-vollwertiger Kost zu raten (siehe dazu auch das Buch »Veganize your life«).

Was ist mit Säuglingen, die nicht gestillt werden können?

Nicht-stillen-können ist eine moderne Tragödie; früher wären die ungestillten Neugeborenen entsprechend gestorben.

Tatsächlich ist Stillen fast immer möglich, und die Muttermilch ist alternativlos gesund. Insofern würde ich unbedingt zum Stillen als der besten für jedes Kind möglichen entwicklungstechnischen Grundausstattung raten und bei Problemen die stillerfahrenen Frauen der La Leche Liga einschalten, die die Muttermilch in aller Regel zum Fließen bringen. Es gibt sie inzwischen überall und sie leisten Wundervolles für Mutter und Kind.

Zu erwähnen ist schließlich noch, dass Muttermilchersatz zwar weiß sein darf, wie etwa frisch gemixte Trinkkokosnuss, die mit der beste Ersatz in den ersten Monaten sein kann, aber sie muss nicht einmal unbedingt weiß sein. Es gibt ein ständig wachsendes Angebot an Ersatzmilcharten. Auch das Zufüttern von entsprechenden Powershakes ist möglich (siehe dazu das Buch von Simone Vetters: »Gutes Essen für gesunde Kinder ohne Allergien – vegan & glutenfrei«, erschienen bei Schirner 2016).

Vertragen bereits (Klein-)Kinder vegane Kost?

Sie können mit großem Gewinn in der Tat ebenfalls pflanzlich-vollwertig ernährt werden. Dazu gibt es konkrete Vorschläge in dem eben erwähnten schönen Buch von Simone Vetters. Rohe Karotten und Selleriestangen sind darüber hinaus die bessere Alternative zu Beißringen aus Plastik. Darin besteht im Übrigen eine viel grund-

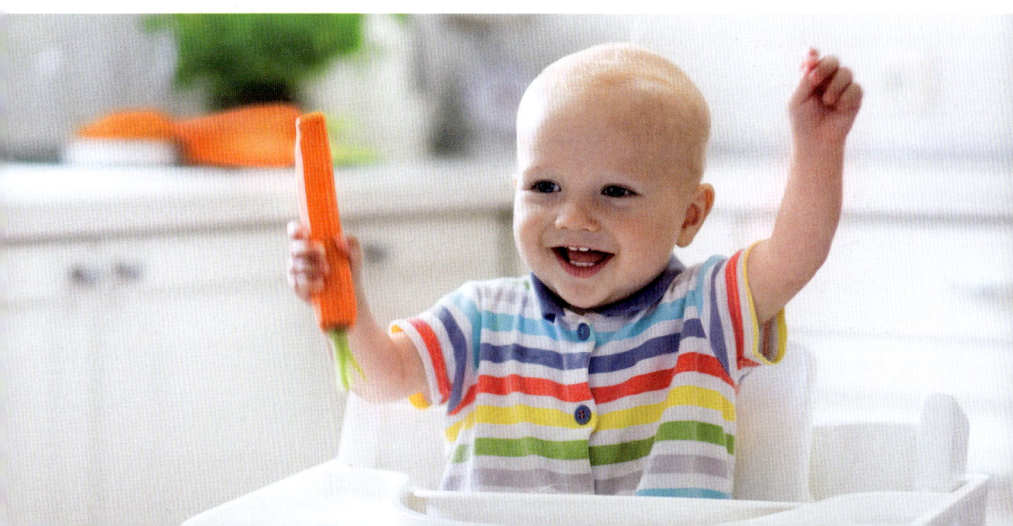

sätzlichere Entscheidung, als sich viele Eltern klarmachen: Woran lasse ich mein Kind knabbern – an Plastik oder an natürlich Vollwertigem? Man bedenke: Im Anfang liegt nach dem drittwichtigsten der »Schicksalsgesetze« bereits alles.

Kann der große Kalorienbedarf von Pubertierenden vegan überhaupt gestillt werden?

Junge Menschen in der Pubertät, die rasch wachsen und sich entwickeln, sind ebenso mit eiweißreicher pflanzlich-vollwertiger Kost am besten dran. In keinem Fleisch oder Fisch ist so viel Eiweiß enthalten wie in Hülsenfrüchten, also Erbsen, Linsen, Bohnen & Co.

Der Weltmeister in Sachen Eiweiß ist aber die blaue Süßlupine, die neben dem höchsten Proteingehalt aller Pflanzen außerdem noch einen sehr geringen Kohlenhydratanteil hat, was sie unter den Hülsenfrüchten am leichtesten verdaubar macht. Für sie gilt nicht »jedes Böhnchen – ein Tönchen«, was natürlich besonders in der Pubertät höchst unangenehm wäre.

Obendrein wird die pflanzlich-vollwertige Kost den typischen Schweißgeruch in dieser heißen Zeit mildern, wie sie generell die Körperausdünstungen reduziert. Kommen noch sehr empfehlenswerte morgendliche grüne Smoothies hinzu, wird auch möglicher Mundgeruch nachlassen, der in der Pubertät ebenfalls ganz besonders stört.

Leistungssportler und Bodybuilder brauchen aber doch Fleisch, oder?

Nein, für sie gilt Ähnliches wie für alle anderen. Viele der größten Sportler der Welt waren Veganer, etwa Carl Lewis, der mehr Leichtathletik-Goldmedaillen bei Olympischen Spielen gewann als je ein Sportler vor ihm, aber auch Paavo Nurmi, die Lauflegende aus Finnland. Selbst Bodybuilder wie der schon erwähnte deutsche Arzt Dr. Alexander Dargatz leben vegan und gewinnen trotzdem. Strongman und Diplompsychologe Patrik Baboumian, der zahlreiche Titel, darunter auch den Titel »Stärkster Mann Deutschlands«, gewonnen hat, machte Werbung für die Tierrechtsorganisation Peta mit dem Spruch »Die stärksten Tiere dieser Welt sind Pflanzenfresser: Gorillas, Büffel, Elefanten und Ich« und hat dabei ein Büschel Basilikum im Mundwinkel. Natürlich wird er im realen Leben auch noch reichlich eiweißreichere Kost in etwas größeren Mengen vertilgen ...

Wie steht es mit Menschen, deren Jobs höchste Konzentration erfordern?

Wo es um nervliche und geistig-seelische Leistungsfähigkeit geht und das Nervensystem besonders gefordert wird, wäre neben der pflanzlich-vollwertigen Kost wichtig, einen entsprechenden Ölwechsel vorzunehmen, wie in »Geheimnis der Lebensenergie« beschrieben. Also nur noch wirklich gute und geeignete Fette zu verwenden. Zum Kochen und Braten Kokosöl, das nicht mal dick macht, weil es so aufwendig verstoffwechselt wird, zum Kochen und für warme Speisen Olivenöl, aber niemals zum Braten, weil es seinen Rauchpunkt bei 180°C hat und ab da wirklich gefährlich wird. Für kalte Speisen sind Hanf-, Lein- und Walnussöl ideal wegen ihres idealen Omega-3- zu -6-Verhältnisses.

In jedem Fall würde ich bei allen nervlichen Beteiligungen im Sinne von »Geheimnis der Lebensenergie« auch versuchsweise für einen Monat Gluten, den Weizenkleber, weglassen. Das bringt dem Nervensystem enorme Vorteile und kann über 80% der Menschen geradezu dramatisch helfen, endlich abzunehmen, Kopfschmerzen und Einschlafstörungen loszuwerden, eine bessere Haut und vor

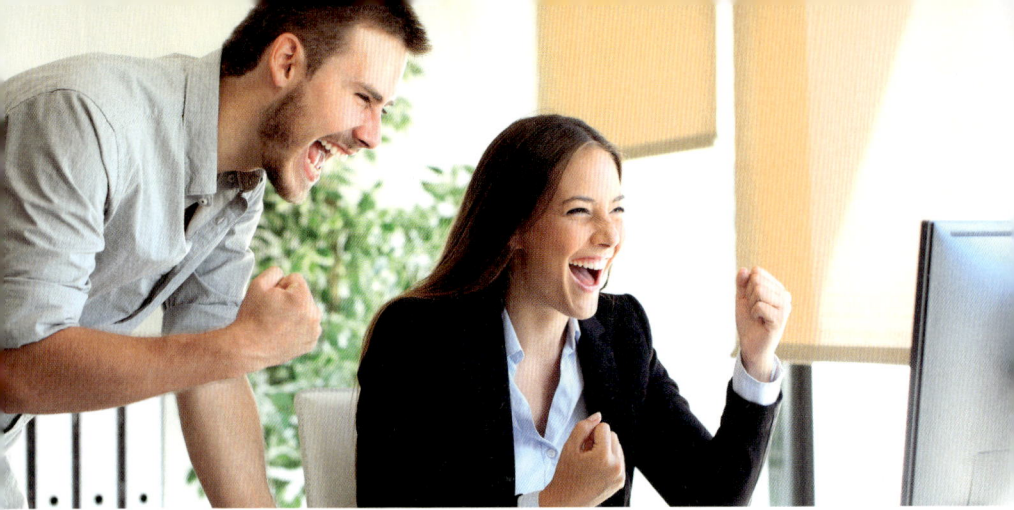

allem mehr Konzentration, tiefere Abstraktion und klarere Gedanken zu entwickeln.

Was, wenn extreme Ausdauer und andere Höchstbelastungen gefordert sind?

Da braucht der betroffene Veganer vor allem genügend Brennstoff, und das sind für unseren Körper gute, d.h. nicht raffinierte Kohlenhydrate – also würde sich eine wie üblich hochwertig pflanzen-, aber auch sehr betont getreidereiche Kost anbieten.

Menschen wie ich, die Gluten weglassen, können speziell vor diesem Hintergrund köstliches Brot aus Buchweizen und Getreide wie Hirse, Reis, Mais, Quinoa und Amaranth genießen.

Bei Kranken und Alten sind die veganen Grenzen schnell erreicht, oder?

Tatsächlich sind auch sie mit frischer pflanzlich-vollwertiger Kost weit besser dran als mit Mischkost, weil sie praktisch bei den meisten gesundheitlichen Problemen Erleichterung verschafft. Ich habe schon erlebt, wie bei Menschen im hohen Alter selbst Krebsgeschwüre ihr Wachstum einstellten und still verharrten.

Andererseits ist aber wie bereits öfter ausgeführt natürlich auch pflanzlich-vollwertige Kost kein Allheilmittel. Wo beispielsweise Eisen fehlt, muss diesem Thema nachgegangen werden, vor allem auf den in »Krankheit als Symbol« vorgegebenen psychosomatischen Wegen, aber manchmal auch mit Einnahme von entsprechenden Tabletten.

Ein großer Vorteil der pflanzlich-vollwertigen Kost für alte Menschen ist auch ihr so besonders hoher Wasseranteil. Da Ältere oft nicht mehr ausreichend trinken, haben sie hier ganz nebenbei eine Quelle besten Wassers.

Wieso gibt es keine Langzeitstudien zu veganer Verträglichkeit bzw. Unbedenklichkeit?

Das ist falsch, denn es gibt solche Studien durchaus. Das sind lediglich Pseudoargumente von Lobbyisten, die zugunsten der Nahrungsmittelindustrie verunsichern sollen.

Da viele der positiven veganen Langzeiteffekte heute noch gar nicht absehbar sind, weil sie sich erst nach Jahrzehnten einstellen, sind insbesondere die sogenannten Adventist Studies so wichtig, denn sie zeigen anhand dieser speziellen Gruppe seit Generationen in allen Lebensphasen vegan lebender Menschen in Südkalifornien die wundervolle Möglichkeit auf, vegan bei guter Gesundheit signifikant älter als der Durchschnittsamerikaner zu werden (Adventist Study I und II). Letztlich sprechen auch alle modernen Fastenstudien wie die der Professoren Dr. Valter Longo und Dr. Andreas Michalsen für ein veganes sowie glutenfreies Leben, denn fastend lebt jeder vegan und glutenfrei – und hoffentlich mit reichlich gutem Wasser.

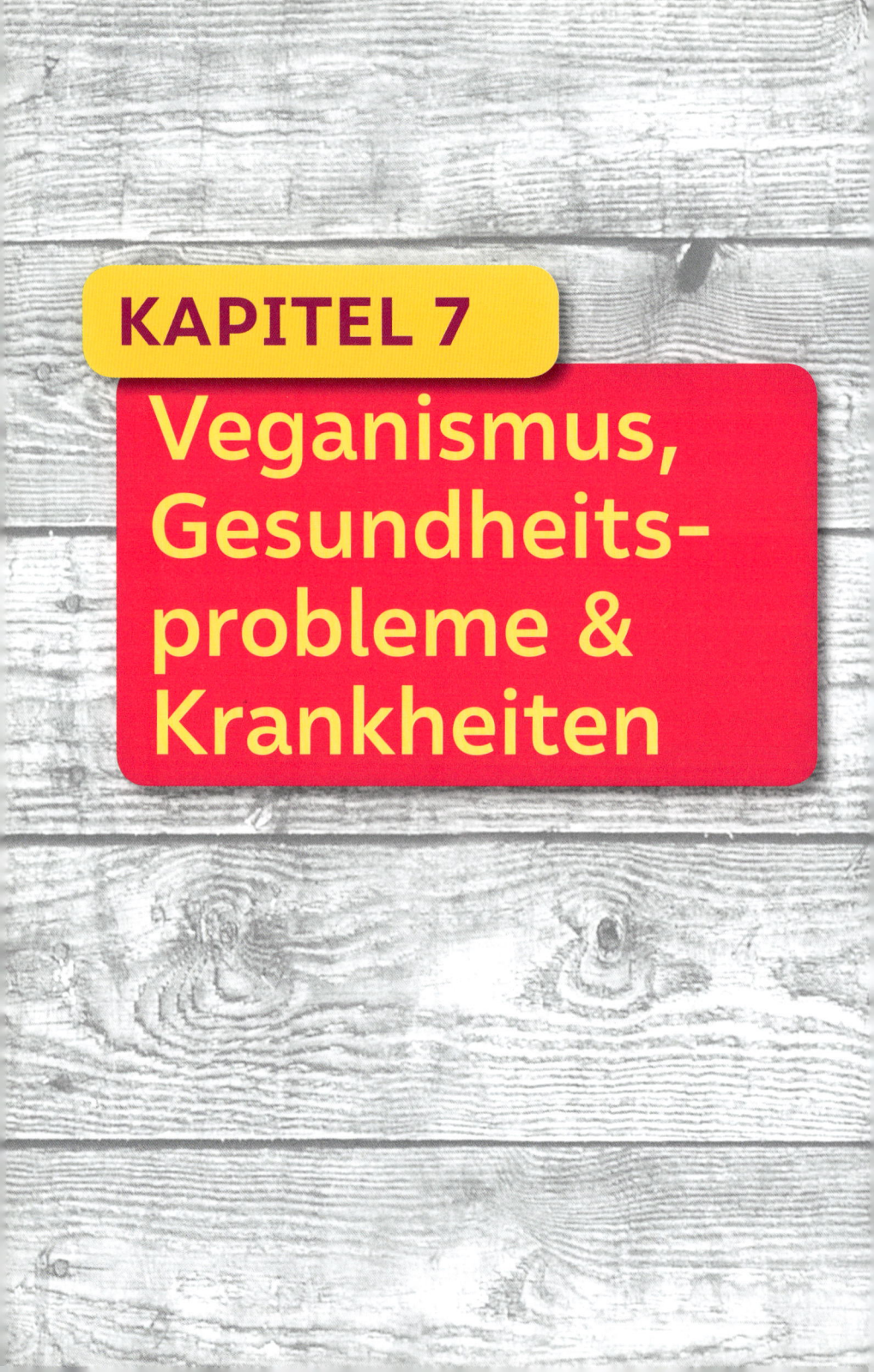

KAPITEL 7

Veganismus, Gesundheitsprobleme & Krankheiten

Was ist bei Gefäß- bzw. Durchblutungsproblemen angezeigt?

Wem es vor allem um die Durchblutung und die Versorgung des Herzens und der anderen Organe geht, der ist mit fettarmer pflanzlich-vollwertiger Kost im Sinne des US-Mediziners Dr. Caldwell Esselstyn am besten beraten. Bei den Esselstyns haben meine Frau und ich gelernt, den Salat mit der Schere klein zu schneiden, damit es gar kein Fett braucht und trotzdem (nach etwas) schmeckt.

Dr. Caldwell Esselstyn konnte in einer Langzeitstudie zeigen, dass sich mit solch extrem fettarmer Kost, die nicht mal Avocados beinhaltet, bereits verschlossene Herzkranzgefäße wieder öffneten. Dieser vielleicht berühmteste Arzt der USA sagt heute, niemand müsse einen Herzinfarkt erleiden oder Bluthochdruck haben.

Ist vegan wirklich herzgesund?

Dr. Esselstyn machte in den 1990er-Jahren eines der wohl erstaunlichsten Experimente der modernen Medizingeschichte, ausgehend von der Erfahrung, dass in Norwegen die Herzinfarkte nach der Besatzung durch die deutsche Wehrmacht praktisch auf 0 zurückgegangen waren, weil die deutschen Besatzer alle Tiere eingezogen hatten und deren Zahl erst nach dem Abzug der Deutschen wieder auf die vormalige Höhe stieg.

Caldwell teilte schwer herzkranke Patienten, die schon viele Herzattacken erlitten hatten, in drei vergleichbare Gruppen ein. Die Mitglieder der ersten Gruppe konnten als Kontrollgruppe ganz normal amerikanisch weiteressen. Der zweiten Gruppe wurde alles Tierprotein bis auf einen Becher Joghurt pro Tag und der dritten Gruppe auch dieser noch entzogen.

Die Teilnehmer der ersten Gruppe starben nach weiteren Herzanfällen bedauerlicherweise, aber erwartungsgemäß rasch, die der zweiten lebten signifikant länger und hatten kaum noch Anfälle. Die Teilnehmer der dritten Gruppe aber blieben anfallsfrei und normalisierten ihre Lebenserwartung wieder. Bei ihnen zeigten obendrein Röntgenbilder der Herzkranzgefäße, dass selbst bereits verschlossene sich wieder öffneten und andere sich neuerlich weiteten. Niemals hatte eine Studie ein auch nur vergleichbares Ergebnis gebracht.

Diese Studie verrät aber auch, wie ungeheuer schädlich schon kleinste Mengen von Kuhmilch für die Herzgesundheit sind.

Wird zusätzlich die psychosomatische Komponente im Sinne von »Krankheit als Symbol« noch berücksichtigt, haben wir heute mit dieser Doppelstrategie eine sehr vielversprechende Behandlung von Herzproblemen zur Verfügung.

Was sind Ihre persönlichen Erfahrungen mit veganen Mangelerscheinungen?

Mangelerscheinungen habe ich bis heute weder in meinen je 40-tägigen Fastenzeiten bekommen noch in den nun fast 50 Jahren meines vegetarischen Lebens noch in den letzten 8 veganen und auch nicht in den allerletzten 4 zusätzlich glutenfreien Jahren.

Mein Blut lasse ich regelmäßig, d.h. einmal pro Jahr, von meinem Freund und Kollegen Dr. Ingfried Hobert kontrollieren, um Antworten wie diese hier auch aus Sicht der Labormedizin fundiert geben zu können.

Die moderne Studienlage zum Fasten erklärt mir übrigens für meine Person, warum es mir fastend immer so gut ging und ich die meisten meiner Bücher beim Fasten so zielführend schreiben konnte, also entweder während meiner richtigen Fastenzeiten oder zumindest in den Morgen- und Vormittagsstunden, wenn ich noch nichts gegessen hatte (und habe) und dann stets im Fasten- oder ketogenen Stoffwechsel lebe.

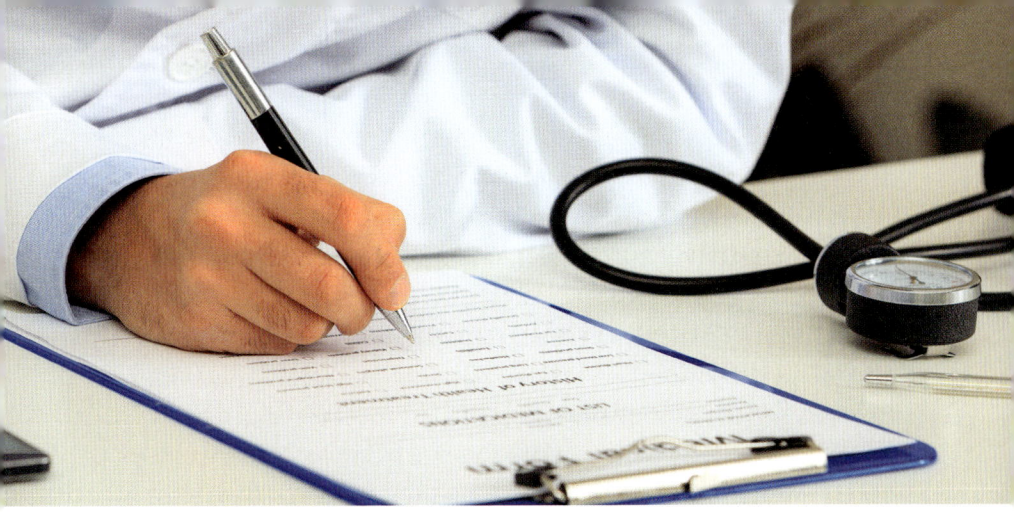

Was bedeutet ketogen?

Das ist im Prinzip eine Diät bzw. Ernährungsform wie beim Fasten, wo man von körpereigenem Gewebe lebt, also betont von Fett und Eiweiß und kaum von Kohlenhydraten. Ketogen bezeichnet eine sehr intensive Form der Ernährung, bei der der Körper überwiegend auf Fett zurückgreift, wenig auf Eiweiß und so gut wie gar nicht auf Kohlenhydrate.

Eine ketogene Diät ist die ideale Ernährungsform bei Krebserkrankungen, aber auch bei Alzheimer sowie bei Diabetes Typ 1 und 2. Hierbei wird in Zukunft hoffentlich die Hülsenfrucht blaue Süßlupine (siehe Seite 101) eine entscheidende Rolle spielen, die in diesem Zusammenhang zum Lebens-Mittel im Wortsinn werden könnte.

Ist sogar Krebs mit veganer Kost bekämpfbar?

Zu Krebserkrankungen gibt es eine bahnbrechende Studie des US-amerikanischen Professors T. Colin Campbell: die China Study (u.a. 2004 in den USA in Buchform erschienen). Dazu hatte er eine indische Studie nachgeforscht, bei der sich neben vielem anderem ergeben hatte, dass sich mittels Kaseingaben, also Milchprotein, bei Mäusen Krebs quasi ein- und ausschalten ließ. Gab man im Tierversuch mit Krebs infizierten Mäusen viel Milchprotein ins Futter, erkrankten sie rasch, entzog man es ihnen wieder, gesundeten sie. So entstand der Eindruck, Krebs mittels Kasein ein- und durch dessen Entzug auch wieder ausschalten zu können. Tatsächlich ließ sich das bereits in vielen Fällen bei Menschen wiederholen, die nach konsequentem Verzicht auf Tierprotein genasen.

Beim Prostatakarzinom zeigte sich bei Männern am einschlägigen Tumormarker, dem PSA-Wert im Blut, wie deren Neigung zu dieser Krebsart mit dem Absetzen von allem Tierprotein zurückging. Fingen dann Männer, nachdem ihnen Uro-Logen mit ihrer Uro-Logik erzählt hatten, das habe gar nichts mit Ernährung zu tun, wieder mit dem Konsum von Fleisch- und Milch(-produkten) an, stiegen ihre PSA-Werte prompt wieder. Diese ließen sich jedoch auch wieder senken – natürlich durch den neuerlichen Verzicht auf Tierprotein.

Besonders wenn wir die Psychosomatik der Krankheitsbilderdeutung mit einschließen, haben wir eine wirklich gute Behandlungschance bei vielen Krebserkrankungen, insbesondere in Verbindung mit den durch die Forschungen von Prof. Valter Longo untersuchten unglaublichen Möglichkeiten der Fastentherapie, die den idealen Einstieg in den Umstieg auf pflanzlich-vollwertige Kost darstellt.

Wie reagieren Entzündungen auf Pflanzlich-Vollwertiges?

Entzündungen (Infektionen) sind immer noch ein viel größeres Problem, als viele glauben. Silvia Bürkle beschreibt dies sehr eindrücklich in ihrem Buch »Heimliche Entzündungen«, zu dem ich gerne mit einem Vorwort beigetragen habe. Auch bei Krebs gibt es offensichtlich infektiöse Anteile, wie etwa beim durch Papilloma-Viren ausgelösten Gebärmutterhalskrebs. Und bei den arteriosklerotischen Gefäßveränderungen spielen solche infektiösen Komponenten ebenso eine wichtige, wenn nicht sogar entscheidende Rolle.

Das Entzündungsniveau im Organismus lässt sich über den CRP-Wert im Blut bestimmen, den gängigen Marker für Entzündungen und Infektionen. Er sinkt sowohl beim Fasten als auch bei pflanzlich-vollwertiger Ernährungsumstellung. Dem entspricht die im Allgemeinen postwendende Besserung entzündlicher Probleme nach dem Weglassen von Tierprotein.

Insofern lassen sich nicht nur akute Entzündungen mit Fasten und Kostumstellung rasch bessern, sondern auch chronische Entzündungsherde, die schon lange vor sich hinschwelen. Dieses Herdgeschehen, von Antibiotika & Co. meist kaum noch erreichbar, kann mit der Doppelstrategie aus Fasten und Kostumstellung sehr erfolgreich angegangen werden und bessert sich allein durch pflanzlich-vollwertige Ernährung eindrucksvoll.

Auch vorbeugend ist bezüglich Infektionen mit Peace-Food viel zu erreichen.

Sind Allergien mittels veganer Kost heilbar?

Allergien reagieren bei kleinen Kindern häufig prompt allein schon auf das Weglassen von Milch(-produkten) und verschwinden. Jedenfalls habe ich das in den Jahrzehnten meines Arztseins immer wieder erleben dürfen.

In höheren Altersstufen ist die Ausheilung um einiges aufwendiger. Aber die konsequente Ernährungsumstellung auf Tierproteinfreiheit in Kombination mit der seelischen Komponente von »Krankheit als Symbol« ist auch hier ausgesprochen hilfreich. Damit konnten sich sehr viele Menschen von Allergien verabschieden, von denen ihre Mediziner angekündigt hatten, sie würden die Betroffenen für immer begleiten.

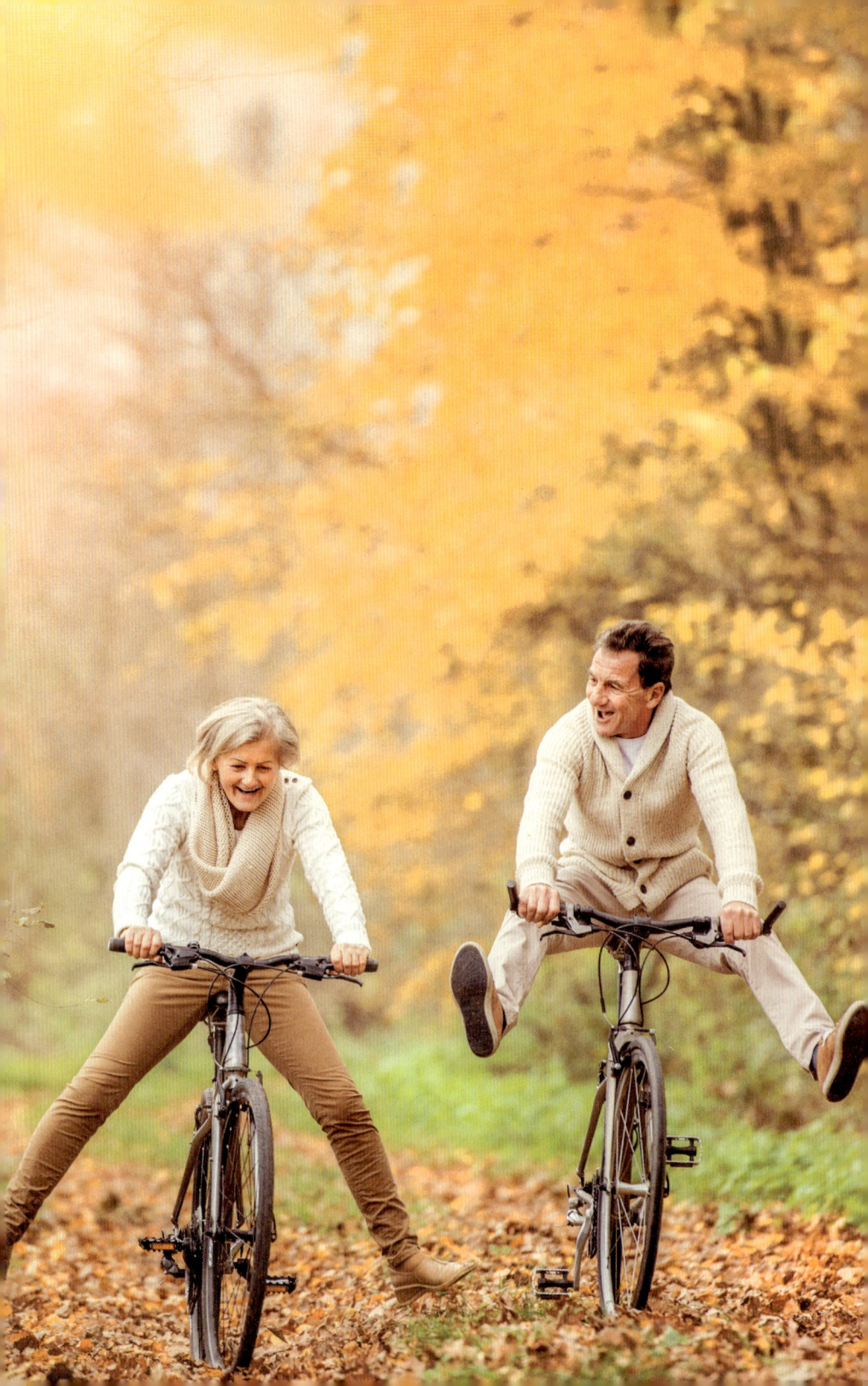

Wäre vegan auch etwas für die Millionen Rheumatiker in Deutschland?

Rheuma ist geradezu ein gefundenes »Fressen« für die Kombination aus Fasten und pflanzlich-vollwertiger Kost. Vor einem Jahr hatte ich eine Rheumapatientin in einer Fastenwoche, die sich seit ihrem 30. Lebensjahr mit Rheuma quälte und keinerlei Hoffnung hatte, es mit 71 noch loszuwerden. Ein Freund der Familie hatte ihr die Woche geschenkt, und als sie hörte, es gäbe bei unserem Fasten gar nichts zu essen, wollte sie wieder abfahren. Schließlich blieb sie, wohl auch, um den Freund nicht zu enttäuschen, und erlebte die angekündigte Erstreaktion ihrer rheumatischen Gelenke bereits unter heftigem Murren. Nach vier Tagen allerdings wurde alles deutlich besser – und schließlich viel besser, als sie sich je hatte träumen lassen. Am Ende der Kur, am siebten Tag, war sie seit 40 Jahren zum ersten Mal ohne Medikamente schmerzfrei. Gefragt, wie sie das erhalten könne, empfahl ich ihr »Peace-Food«, und sie meinte, ein Leben ohne Wurst und Käse nicht schaffen zu können.

Ein halbes Jahr später flog sie mir beim nächsten Fastenkurs gleich um den Hals und erzählte ihre berührende Geschichte. Sie hatte zu Hause gleich wieder angefangen mit ihrer Normalkost, und die Schmerzen waren zurückgekehrt. Daraufhin machte sie einen Versuch mit Peace-Food. Tatsächlich verschwanden ihre Beschwerden wieder und blieben weg. Nach dem ersten halben Jahr ohne Schmerzen und entsprechende Mittel war sie kaum wiederzuerkennen und weinte bitterlich lediglich bei der Vorstellung, wie ihr Leben verlaufen wäre, hätte sie diesen Rat und diesen Erfolg 40 Jahre früher bekommen.

Das ist kein Einzelfall bei Rheuma, sondern schon sehr oft passiert, wenn natürlich auch meist nicht so spektakulär. Eine deutliche Besserung nach der Umstellung auf pflanzlich-vollwertige Ernährung ist jedoch die Regel, wie Prof. Michalsen auch in einer Studie belegen konnte.

Wie sind die veganen Chancen und Risiken für Diabetiker?

Risiken bietet eine pflanzlich-vollwertige Kost für Diabetiker keine, aber viele Vorteile. Typ-2-Diabetiker konnten diesen in Kombination von Fasten, Peace-Food und Deutung der Symptomatik im Sinne von »Krankheit als Symbol« bisher immer loswerden.

Nach einem initialen Fasten von wenigstens einer Woche fällt der Blutzucker meist schon deutlich und kehrt in aller Regel relativ rasch zur Norm zurück, wenn mit pflanzlich-vollwertiger Kost fortgefahren wird. Die Deutung kann in hartnäckigen Fällen den entscheidenden Impuls liefern.

Bei Typ-1-Diabetes haben wir eine ganz andere Situation. Er wäre wohl in allen Fällen vermeidbar gewesen, wenn von Anfang an auf Kuhmilch(-produkte) verzichtet worden wäre. Bei bestehendem Typ-1-Diabetes sind aber leider nur noch Insulinkorrekturen nach unten und eine stabilere Einstellung zu erwarten.

Wie reagiert Bluthochdruck auf vegan?

Bluthochdruck ist mit einer anfänglichen Fastenwoche und anschließendem Einstieg in den Ernährungsumstieg auf Peace-Food sehr gut auszuheilen. Kommt die Beschäftigung mit der seelischen Thematik über das Taschenbuch »Herz(ens)probleme« hinzu, wird das Ergebnis noch sicherer. Tatsächlich muss heute niemand mehr an dieser Plage leiden.

Vegan und Cholesterinmärchen — was stimmt wirklich?

Ein hoher Cholesterinspiegel ist aus meiner Sicht an sich nicht behandlungsbedürftig, sondern vielmehr sollte die Lebenssituation, die dazu führt und eine Behandlung notwendig macht, geändert werden. Immerhin müssen wir bedenken, dass unser Gehirn zur Hälfte aus Cholesterin besteht, ebenso alle Sexualhormone, das Myelin der Nervenscheiden, die Gallensäuren zur Fettverdauung.

Cholesterin, das der Schulmedizin solche Sorgen macht, ist als Abdichtungsmaterial von Gefäßen im Blut erforderlich. Natürlich wäre es besser, in einer Situation zu leben, wo der Organismus nicht so viel Abdichtungsmaterial bzw. Verbandsstoff transportieren müsste. Dafür zu sorgen durch Stressmanagement, Regeneration und Entspannung wäre vorrangig, also den Spiegel durch die Lebensführung zu senken.

Außerdem sind natürlich die beiden Cholesterine zu unterscheiden, HDL und LDL, die dennoch beide wichtig sind. Der Arte-Dokumentarfilm »Cholesterin, der große Bluff« von 2016 klärt hier viele Missverständnisse und ihre Entstehung auf und zeigt, was für einem Ränkespiel der Pharmaindustrie die Bevölkerung und viele Mediziner hier aufgesessen sind.

Wie wirkt vegan auf die Darmgesundheit?

Neben Fasten sind pflanzlich-vollwertige Ernährung und gutes Kauen die besten Hilfen für den Darm. Insbesondere das zusätzliche Weglassen des Weizenklebers Gluten, der leider auch in Roggen, Dinkel und Gerste zu finden ist, kann der Darmgesundheit helfen. Sehr viele moderne Menschen wissen gar nicht, wie sehr ihnen Milch(-produkte) und Gluten im Darm schaden. Erstere verschleimen den Organismus, letztere verkleben ihn. Besonders die moderne Milch, die nicht von einer oder zwei Kühen stammt wie in alten Zeiten, sondern heute von Tausenden, überfordert das Immunsystem des Darmes. Somit kommt eine Unzahl von Proteinen in den Darm, die vom Abwehrsystem kontrolliert werden sollen. Hinzu kommt das sogenannte Homogenisieren moderner Milch, das deren Fetttröpfchen in winzige Miniportionen zerschlägt, die

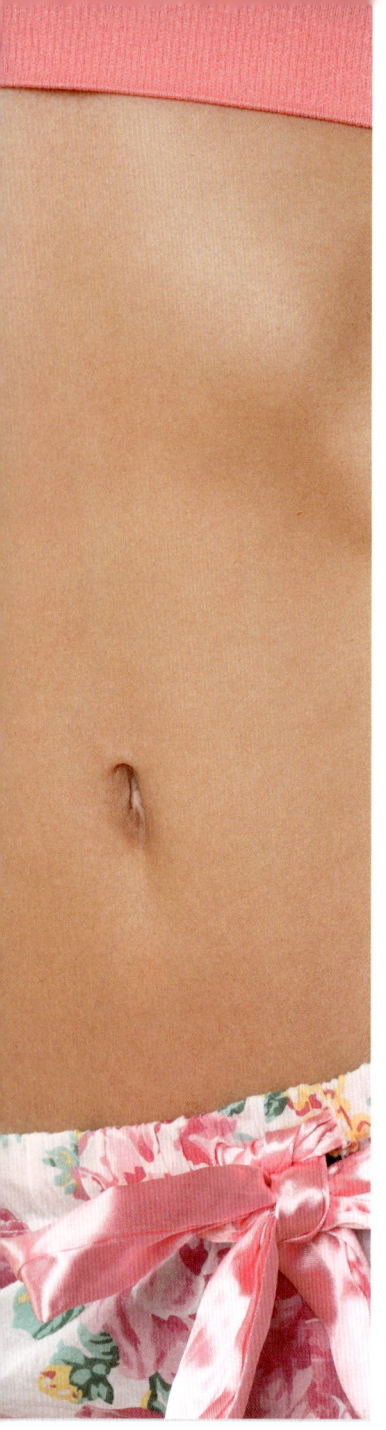

weitgehend ungehindert und unkontrolliert durch die Darmschranke dringen und das Syndrom des löchrigen, undichten Darms heraufbeschwören (Leaky-Gut-Syndrom), das heute zunehmende und äußerst unangenehme Bedeutung gewinnt.

Hier ist glutenfreie pflanzlich-vollwertige Kost – wie in »Geheimnis der Lebensenergie« beschrieben – die richtige Antwort, am besten nach einer mindestens einwöchigen Beruhigung und Entlastung der Verdauung mittels Fasten.

Wie wirkt vegan auf das Darmmilieu?

Konsequente pflanzlich-vollwertige Kost, sehr gut gekaut, wirkt ideal regulierend auf das sogenannte Darm-Mikrobiom, wie die inzwischen von der Schulmedizin entdeckte Besiedelung des Darms mit Mikroorganismen heißt. Tatsächlich haben wir zehnmal mehr Bakterien im Darm als Zellen im Körper. Das ist also schon eine stattliche, ja unvorstellbare Anzahl von Symbionten, also Mitbewohnern und -arbeitern, die sich da in unserer Unterwelt tummeln. Mit ihnen gut zusammenzuarbeiten, ist ausgesprochen wichtig und angenehm.

Mit lebendiger pflanzlich-vollwertiger Kost füttern wir sie in idealer Weise. Wo es in Übergangszeiten mit Blähungen und anderen »Böllerschüssen« und dergleichen Alarmzeichen aus der Unterwelt Hinweise auf Probleme gibt, hat es sich bewährt, die Mitarbeiter dort unten mit dem ausgesuchten kaskadenförmig fermentierten Spezialfutter namens Rechtsregulat zu versöhnen. Bei entsprechender Vorgeschichte empfehle ich, mit diesem fermentierten Spezialfutter schon während einer initialen Fastenzeit zu beginnen und es konsequent über den Aufbau bis in die pflanzlich-vollwertige neue Ernährung hinüberzuführen.

Wie wirken vegan und glutenfrei auf Untergewicht?

Des einen Freud ist bekanntlich des anderen Leid. Was in diesen fetten Zeiten des Überflusses für die meisten angenehm ist, kann für einige wenige konstitutionell entsprechend Disponierte zum Problem werden.

Pflanzlich-vollwertig und glutenfrei ist auch für mich – wie in »Geheimnis der Lebensenergie« dargestellt und erklärt – zum Standard geworden, der mein Leben so sehr verbessert hat. Und tatsächlich nehme auch ich nach meinen fünf bis sechs Fastenwochen im Jahr nicht mehr so leicht zu wie früher.

Allerdings ist das für die meisten kein wirkliches Problem, oft ganz im Gegenteil. Durch die bewusste Wahl von mehr Sättigungsbeilagen ist es sogar sehr schmackhaft lösbar.

Wo allerdings das Gewicht in sehr niedrige Bereiche absinkt, ist doch einiges zu bedenken. Natürlich lässt sich – wie bereits beschrieben – immer Gewicht zunehmen in Form von Muskeln. Ein trainierter Muskel wird jedenfalls wachsen und damit auch Form und Gewicht annehmen. Dazu muss allerdings sehr bewusst trainiert werden. Durch gezielten Muskelaufbau lässt sich kiloweise Gewicht und sogar an die genau beabsichtigten Stellen bringen. Dafür müssten allerdings Menschen, die sonst durch nichts in ein entsprechendes Fitnessstudio zu bringen sind, genau dorthin gehen, sich beraten lassen und entsprechend unter Anleitung trainieren.

Wer es partout und nur mit Essen schaffen will, könnte viele der Tipps aus »Vegan schlank« einfach ins Gegenteil umkehren. Natürlich lassen sich beispielsweise im Smoothie auch mehr Avocados verarbeiten oder auch Suppen kalorienreicher und gehaltvoller zubereiten. Beim allfälligen Ölwechsel könnte man gerade umgekehrt agieren als üblich: Statt viel Kokosöl, das eben nicht dick macht, ließe sich etwa öfter Olivenöl einsetzen, das natürlich mehr Kalorien mit ins Spiel bringt. Insgesamt ließe sich mit Nüssen wie Walnüssen zwischendurch und nahrhaften Nachtischen einiges an zusätzlicher Energie auf angenehme Weise hereinholen, wobei gegen eine sehr aktive Schilddrüse und einen hohen Grundumsatz schwer anzuessen bleibt. Da wäre es hilfreich, alles gemütlicher angehen zu lassen, den Grundumsatz zu beruhigen und die Kalorienzufuhr hochzufahren mit pflanzlich-vollwertigen Produkten voll guter Fette und Kohlenhydrate wie Getreide.

Ausdauertraining ist dann natürlich kontraproduktiv, weil weiter zehrend. Aber definierter Muskelaufbau kann immer form- und gewichtsmäßig zu Buche schlagen.

Wenn das Untergewicht durch starke Übersäuerung oder einen hohen Stresspegel bei Luft-(Vata-)Typen zustande kommt, wird durch eine pflanzlich-vollwertige Kost die Versorgung mit Basenstoffen so viel besser, dass eine Gewichtszunahme erreichbar ist.

Ist vegan abnehmen nachhaltig effektiv?

In aller Regel wird man unter pflanzlich-vollwertiger Kost in Richtung seines Idealgewichts abnehmen, was von den meisten sehr geschätzt wird. Wenn das noch nicht ausreicht, kann das zusätzliche Weglassen von Gluten einen weiteren Abnehmschub bringen. Schließlich wäre – wie immer – noch zusätzlich ratsam, die psychosomatische Komponente zu beachten und beispielsweise mit dem Programm »Mein Idealgewicht« (Taschenbuch und drei CDs) die seelischen Hintergründe zu erforschen, um mit ihnen auf der Seelen-Bilder-Ebene fertig zu werden. Denn es ist schließlich ein Unterschied, ob es sich um Kummerspeck, Belohnungsessen oder ein »dickes Fell« handelt.

Insofern ist Abnehmen über Ernährungsveränderungen immer nur so nachhaltig, wie das Regime beibehalten wird. Wer dagegen die seelischen Probleme hinter seinem Übergewicht löst und sich von Fülle zu Erfüllung entwickelt, hat natürlich einen deutlich nachhaltigeren (Langzeit-)Effekt für seine Linie.

Welche Gesundheitsprobleme sprechen besonders gut auf vegan und glutenfrei an?

War es von vegetarisch zu vegan schon ein großer Fortschritt für mich persönlich, weil sich Milch(-produkte) und Eier so besonders schädlich auswirken, war mein weiterer Schritt zur Glutenfreiheit die noch größere Offenbarung, weil er mein Gehirn und Nervensystem enorm aufleben ließ.

Bei häufigen Kopfschmerzen kann glutenfrei schon die (Er-)Lösung bringen. Bereits nach einer Woche glutenfreien Lebens erlebten in unserer Ernährungsausbildungsgruppe »Peace-Food« über 80% der Teilnehmer deutlich spürbare Verbesserungen. Der Rückgang von Kopfschmerzen war führend dabei. Das ist auch gut nachvollziehbar, kommen doch 92% der aufgenommenen Gifte aus Tierprotein. Wird selbiges weggelassen, ergibt sich nach einer anfänglichen Entgiftungsphase hier jedenfalls Entlastung. Die in aller Regel deutlich spürbare Erleichterung durch den Wegfall des Weizenklebers kommt hinzu. Mit den geführten Meditationen der CD »Kopfschmerzen« lässt sich der Effekt noch auf die psychosomatische Schiene ausdehnen und tiefer im Bewusstsein verankern.

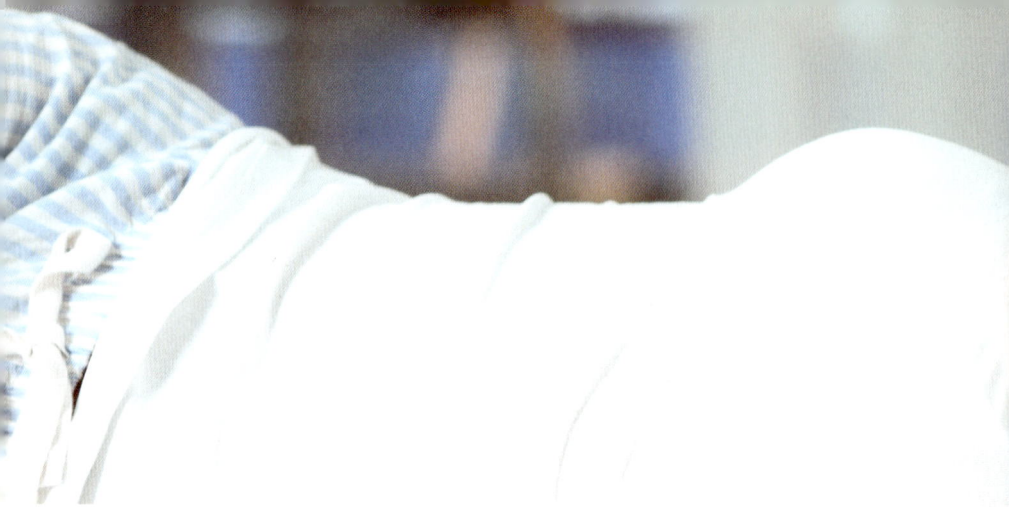

Bei Schlafstörungen haben wir es mit einem ähnlichen Synergieeffekt zu tun. Sie sind sehr häufig Ausdruck davon, mit seinem Tag(-ewerk) nicht mehr fertig zu werden, und zeugen von Überlastung und mangelndem Loslassvermögen. Beides geschieht durch Nachlassen des inneren Drucks sowohl beim Fasten als auch mit Peace-Food leichter. Das Weglassen vom Weizenkleber Gluten, der leider ebenfalls in Roggen, Gerste und Dinkel vorkommt, ist hier zwingend, dafür meist jedoch auch von geradezu verzaubernder Wirkung. Wer den seelischen Hintergrund mit dem Programm »Endlich wieder richtig schlafen« zusätzlich bearbeitet, ist auf dem besten Weg ins Land der Träume.

Hautprobleme sprechen ebensogut auf die wirkungsvolle Trias bewusstes Fasten, Umstieg auf Pflanzlich-Vollwertiges und Weglassen von Gluten an. Dazu gibt es vier geführte Meditationen auf zwei CDs (»Hautprobleme«), die es einem auf seelischer Ebene erleichtern, sich wieder in der eigenen Haut »zurechtzufinden« und sogar wohlzufühlen.

Bei Darmproblemen ist die Entlastung durch glutenfrei am augenfälligsten. Vom Reizdarm über das Leaky-Gut-Syndrom bis hin zu Durchfällen und Verstopfung kann sich alles sehr deutlich bessern und vieles verschwindet.

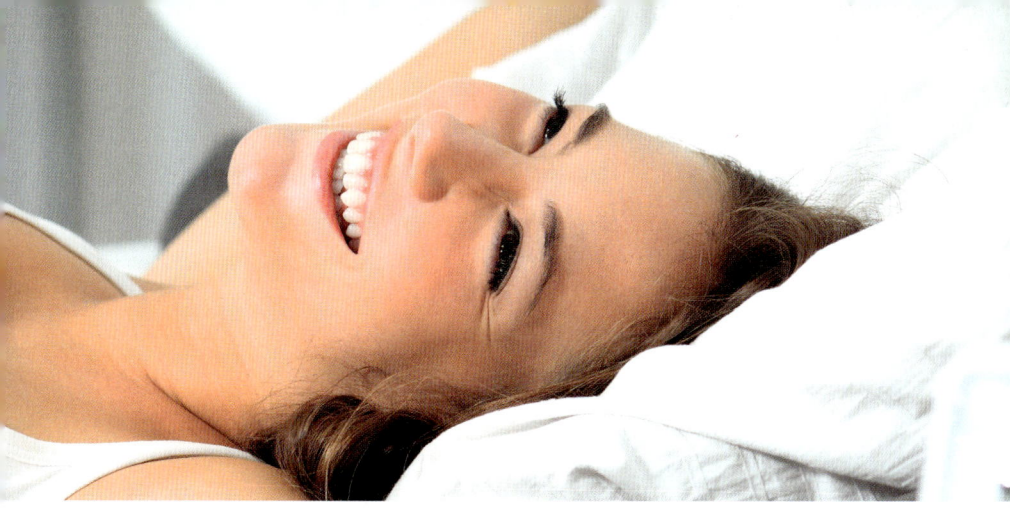

Auf das Nervensystem sind die Auswirkungen des Weglassens von Gluten nach dem US-Neurologen David Perlmutter MD (Autor von »Dumm wie Brot«, erschienen 2014) am deutlichsten, und das reicht von Multipler Sklerose und Parkinson über Alzheimer bis zur Schizophrenie.
Bei Übergewicht sieht der US-Kardiologe William Davis MD (Autor von »Weizenwampe«, erschienen 2013) die Erleichterung im Vordergrund.

Gluten meiden – was bringt das wirklich?

Glutenintoleranz ist schon lange für viele ein großes Problem, weil die Schulmedizin früher tatsächlich im Schnitt elf Jahre gebraucht hat, um die Diagnose Zöliakie oder Sprue zu stellen. Das ist eine Qual für Betroffene, eine Schande für die Schulmedizin und natürlich unzumutbar.

Aber das Problem ist im Grunde leicht und mit vielen Vorteilen zu lösen – durch Streichen des Glutens aus der Ernährung. Persönlich wäre ich geradezu froh, ich hätte Zöliakie gehabt, und sie wäre früh diagnostiziert worden. Denn ich habe Gluten zwar vom Darm her vertragen, aber es hat meinem Gehirn nie gut getan, was ich bis vor wenigen Jahren nicht erkannt hatte. Mit einer entsprechenden Diagnose hätte ich mir Jahrzehnte von Brainfog, wie die Amerikaner den durch den Kleber entstehenden Gehirnnebel nennen, erspart.

Seit ich Gluten meide, ohne dazu durch direkte Symptome gezwungen zu sein, geht es mir ungleich besser, mein Denken ist konzentrierter und klarer, das Abstraktionsniveau tiefer und die Meditation stiller. Insofern würde ich jeden einladen, einen Versuch mit Glutenfreiheit zu machen, denn so vieles könnte bei so vielen so viel besser werden – wie bei mir. In »Das Geheimnis der Lebensenergie in unserer Nahrung« sind meine diesbezüglichen Erfahrungen beschrieben.

Was ist bei Problemen wie Fruktoseintoleranz hilfreich?

Tatsächlich sind die zunehmenden Unverträglichkeiten ein wachsendes Problem. Wer etwa eine Fruktoseintoleranz hat, ist natürlich bei pflanzlich basierter Kost schlecht dran, enthält doch alles Obst Fruktose. Hier empfehle ich eine – in ihrer Länge vom jeweiligen Gewicht abhängige – Fastenkur mit anschließend sehr einfachen Aufbautagen. Also eine Kost, wie sie unsere Vorfahren bevorzugen mussten: einen Tag Kartoffeln mit Möhren und dann mit Erbsen, nichts mehr vermengen, also z.B. kein Ratatouille und erst recht keinen Obstsalat.

Wenn man nach Wochen eines so einfachen Regimes schließlich mit sehr gutem Kauen eine halbe Birne versucht, wird das in aller Regel gut gehen. Die andere Hälfte ließe sich dann am Nachmittag genießen. Dann wieder eine Fruktosepause und am übernächsten Tag wieder eine reife Birne. So lässt sich langsam und über große Abstände meist wieder ein etwas größeres Repertoire auch an fruktosehaltigen Früchten erschließen.

Was ist bei Histaminintoleranz noch möglich?

Besonders schwer wird vegane Ernährung bei Histaminintoleranz. Aber auch hier bleibt immerhin als Versuch Fasten und anschließend eine extrem einfache reizfreie Kost pflanzlich-vollwertiger Art. Denn selbst in solchen Fällen haben sich schon Erfolge erzielen lassen. Valter Longo konnte nachweisen, dass sich im Fasten das ganze Immunsystem nachhaltig regeneriert und sich große Teile buchstäblich von Grund auf erneuern. Das dürfte die Erklärung sein, warum seine Kombination mit Ernährungsumstellung auf pflanzlich-vollwertig solche Erfolge ermöglicht.

Ansonsten muss hier manchmal noch länger auf extrem einfache Kost zurückgegangen werden, bevor sehr vorsichtige kleine Schritte in normale pflanzlich-vollwertige Kost gelingen.

Ist Laktoseintoleranz problematisch?

Sie ist natürlich gar kein Problem für Veganer, denn Milch(-produkte) fallen ja ohnehin weg. Eigentlich ist sie sogar eine große Chance im Leben, da man sich von Anfang an das nach Prof. Colin Campbell gefährlichste, weil verbreiteteste Kanzerogen auf diesem Planeten, nämlich Milch, in jeder Form erspart (siehe auch Seite 48).

Lässt sich Rohkostunverträglichkeit beheben?

Sie ist für Veganer natürlich besonders unangenehm, da der Rohkost mit großem Recht wundervolle Eigenschaften nachgesagt werden. Zu Urzeiten vertrugen alle Menschen Rohkost – es gab ja gar nichts anderes für unsere sammelnden Vorfahren. Wer heutzutage keine Rohkost verträgt, könnte sich über Fasten wieder dahin zurückbringen. Nach längerem Fasten – je nach Körpergewicht –

von etwa zwei Wochen ist eine sehr langsam und bis zu Saft gekaute Birne meist schon kein Problem mehr. Wenn der Rohkostanteil durch hingebungsvolles Kauen flüssig gekaut wird, sodass eigentlich nur Gemüse- und Obstsaft geschluckt werden, gelingt der Wiedereinstieg in die Rohkost des Anfangs unserer Menschheitsgeschichte meist gut.

Da nur ein gesunder Darm Rohkost gut verdauen kann, sind andere Darmsanierungen ebenso zu empfehlen, etwa mit Bitterkräuterpulvern, die auch die Galleproduktion anregen und für einen Wiederanstieg der Salzsäurekonzentration im Magen sorgen, was ebenfalls sehr hilfreich sein kann und gut mit einer Fastenzeit kombinierbar ist.

Kann man auch mit Rohkostunverträglichkeit gesund vegan leben?

Vegan heißt nicht roh, obwohl Rohkost natürlich eine besonders gesunde Variante von Peace-Food ist. Sie ist für ein veganes Leben jedoch eigentlich gar nicht notwendig. Andererseits war Rohkost

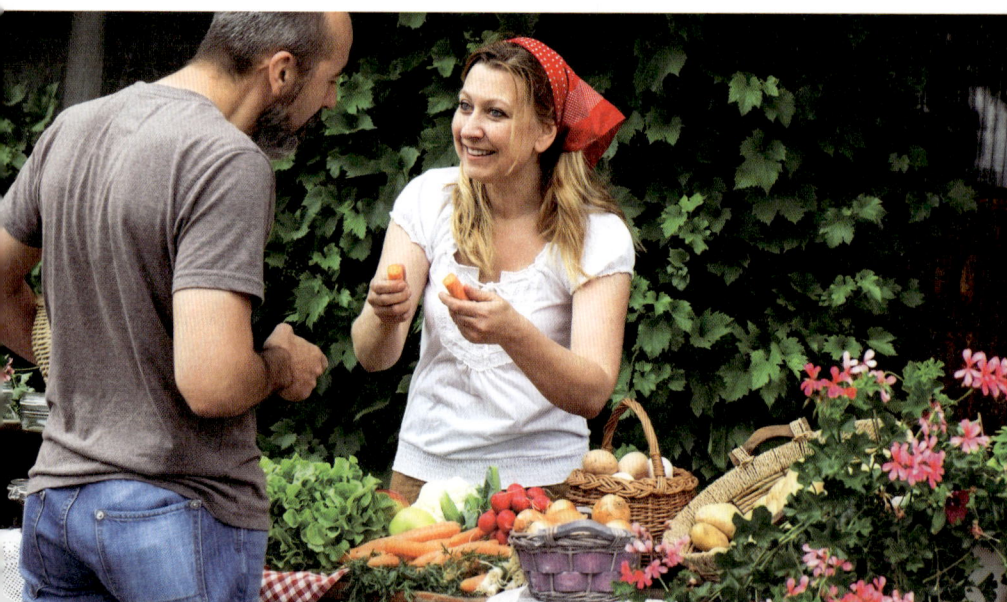

unsere erste Nahrung auf der Erde, und ich würde raten, sich allmählich wieder an sie zu gewöhnen, was über Fastenzeiten und anschließende moderate Rohphasen meist gut zu schaffen ist.

Rohkost heißt auch nicht unbedingt kalt, denn alles nicht höher als auf 42°C Erhitzte gilt noch als roh und ist durchaus warm. Wer schon mal in Wasser mit 42°C gebadet hat, wie ich es aus Island kenne, weiß, wie heiß man das empfindet. Also sind so richtig schön warme Suppen auch bei Rohkost erlaubt und besonders in der kalten Jahreszeit sehr angenehm.

Was ist zu Sojaunverträglichkeit und -aversion zu sagen?

Wer keine Sojaprodukte vertragen kann, sollte diese zunächst natürlich weglassen. Das Kochbuch »Peace-Food – vegan einfach schnell« etwa enthält gar kein Soja, aber natürlich trotzdem viele wundervolle Gerichte. Dabei ist nach allen mir vorliegenden seriösen Studien wie denen der US-Universität von Loma Linda Soja durchaus empfehlenswert und völlig problemfrei, was Anschuldigungen bezüglich Brustkrebs und Schilddrüsenprobleme betrifft.

Übrigens ist Tempeh, also vergorenes Soja, leichter bekömmlich als etwa Edamame, die pure Sojabohne. Von der Firma Taifun gibt es eine Produktlinie aus fermentiertem Soja, die viele Menschen gut vertragen – ohne Blähungen, wie sie Soja sonst oft verursacht.

Insgesamt ist jedoch die Lupine unter den Hülsenfrüchten vorzuziehen wegen ihres noch günstigeren Verhältnisses von Protein zu Kohlenhydraten, ihrer leichteren Verdaulichkeit – und weil sie bislang noch nicht genmanipuliert wurde.

Genmanipuliertes Soja, wie es aus den USA kommend schon beinahe die ganze Welt erobert hat, ist natürlich vehement abzulehnen. Hier bietet sich die Schweizer Lösung an, wo gar kein solches Soja ins Land gelassen wird. Allerdings konnte es als Tierfutter selbst dort passieren.

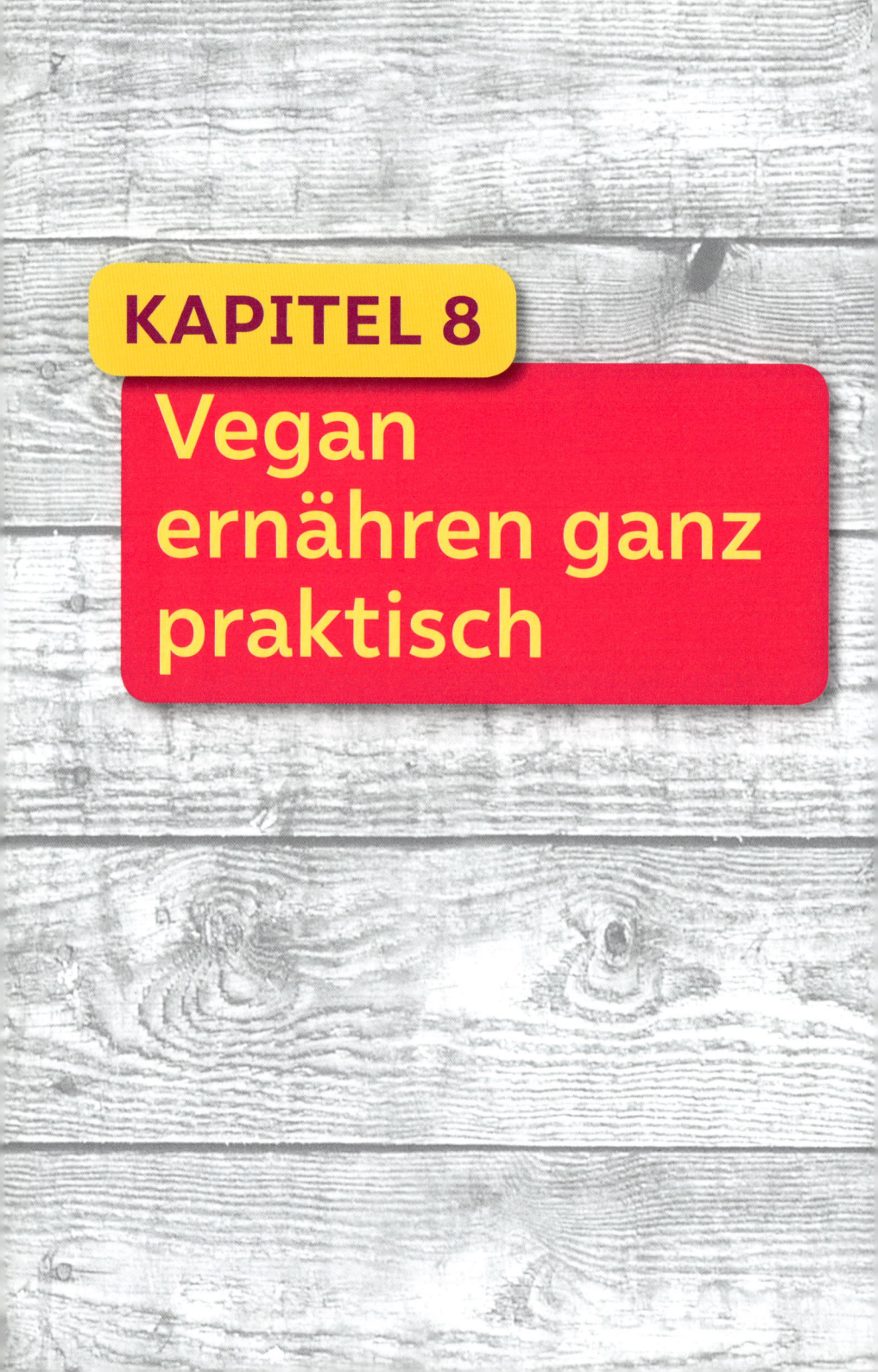

KAPITEL 8

Vegan ernähren ganz praktisch

Kann man mit veganem Essen wirklich satt werden?

Das kann ich aus meinen eigenen Erfahrungen der letzten acht Jahre durchaus aus vollem Herzen und mit zufriedenem Bauch bejahen; allerdings sollte man dazu gut essen, d.h. vegane Speisen, die man selbst oder jemand anders mit Sachverstand zubereitet hat.

Sättigungsbeilagen gibt es bei pflanzlich-vollwertiger Kost genauso wie bei Mischkost; in »Peace-Food – das vegane Kochbuch« gibt es dazu Anleitungen. Wer das richtige hochwertige Öl gekonnt einsetzt, kann seine Speisen vegan und nach persönlichem Belieben fett machen. Und mit dem richtigen, sogar glutenfreien Buchweizenbrot dazu werde ich immer satt.

Es gibt inzwischen längst auch vegane glutenfreie Nudeln etwa von Barilla, die selbst Pastafans ausgezeichnet schmecken und sättigen. Polenta und Kartoffeln in jeder Form und mit guten Saucen und viele andere Sättigungsbeilagen stehen zur Verfügung.

Schmeckt das oder ist das vegan? Kann vegan überhaupt richtig gut schmecken?

In unserem ersten veganen Jahr wurden wir zwar auch satt, aber so richtig gut schmeckte es nur manchmal, wenn sich sozusagen eine Sternstunde in der Küche ergab.

Das Weglassen von allem, was nicht vegan ist, macht ein Essen selbstverständlich noch nicht schmackhaft. So entstand gleich nach »Peace-Food« das dazugehörige »Peace-Food – das vegane Kochbuch«, zu dem ich die besten mir bekannten Köche einlud, nach meinen inhaltlichen Vorgaben ihre schmackhaftesten veganen Gerichte beizusteuern. Das Ergebnis spricht und schmeckt für sich und hat unter den Büchern rasch Bestsellerrang erreicht, was die diesbezügliche Bedürftigkeit der veganen, sich rasch entwickelnden Szene belegt(e).

Übrigens: Wer sich einen Ausflug nach TamanGa, unser veganes Fastenzentrum in der steirischen Toskana beziehungsweise der Südsteiermark gönnt, kann im Rahmen des DaSeinsZeit-Programms durch moderate Mitarbeit in Garten und Küche unmittelbar erleben, wie es sich schmackhaft und gut mit einfachen Mitteln, wo immer möglich aus dem eigenen großen Bio-Garten, kochen und genießen lässt.

Bedeutet vegan nicht auch Essen ohne Spaß und Charme?

Ganz im Gegenteil, es kann sogar viel mehr Freude als anderes Essen machen. Wer all das Elend, das mit der sogenannten normalen Mischkost einhergeht, aus dem Spiel seines Lebens lässt, hat an Leben und Essen deutlich mehr Lust und Spaß. Im Augenblick kaufen wir in den reichen Ländern den Hungernden der Welt die Nahrung weg, um sie als Mastfutter in unseren Massen-Tier-Zuchthäusern zu verfüttern. Daraus werden zu erschreckenden 90% Kot und Gülle und zu ernüchternden 10% Fleisch. Was soll daran bitte Charme haben?

In Bezug auf die tierischen Opfer ist das ganz entsetzlich, für unsere Gesundheit ebenfalls – es ist schlicht so charme- wie scham- und maßlos. Wir verdrängen und vertreiben weltweit Milliarden Wildtiere, um Raum zu schaffen für Milliarden Nutztiere, die wir so schlecht behandeln, dass wir von ihren Produkten entsetzlich krank werden. Deswegen quälen wir wiederum Millionen Versuchstiere auf grausamste Art zu Tode, um Medikamente zu finden, die wir gar nicht bräuchten, wenn wir keine Tiere essen würden.

Was für ein unsäglicher Teufelskreis. Und wie einfach und genussvoll ist es, daraus auszusteigen. Ist es wirklich charmant und lustig, an runden Geburtstagen Tierbabys zu grillen, um sich darüber hinwegzutäuschen, dem Punkt der eigenen finalen (Er-)Lösung schon wieder ein Jahrzehnt nähergerückt zu sein?

Da gibt es doch so viel Geschmackvolleres und Schöneres. Und selbstverständlich lassen sich die viel ausgelasseneren und witzigeren Feste vegan und mit gutem Gewissen feiern. Ein Buch wie »Peace-Food – vegano-italiano« kann genau das vermitteln.

Verlieren Veganer nicht an Ausstrahlung und Charisma?

Das lässt sich wohl über Natalie Portman, die einen Oscar für ihre Hauptrolle im Psychothriller »Black Swan« gewann, wo sie zum Erstaunen vieler Ballettprofis die entsprechenden Szenen selbst tanzte, nicht sagen. Sie lebt seit ihrem sechsten Lebensjahr vegan. Auch für Richard Gere, Drew Barrymore, Nena und die übrigen prominenten Langzeitveganer aus Überzeugung gilt das offensichtlich keinesfalls.

Allerdings stoßen heute viele Zivilisationskranke zu den Veganern und werden Teil des veganen Feldes. Natürlich haben sie nicht immer die beste und manchmal auch schon eine sehr mitgenommene Ausstrahlung. Aber das steckt die vegane Szene gerne weg und heißt sie herzlich willkommen.

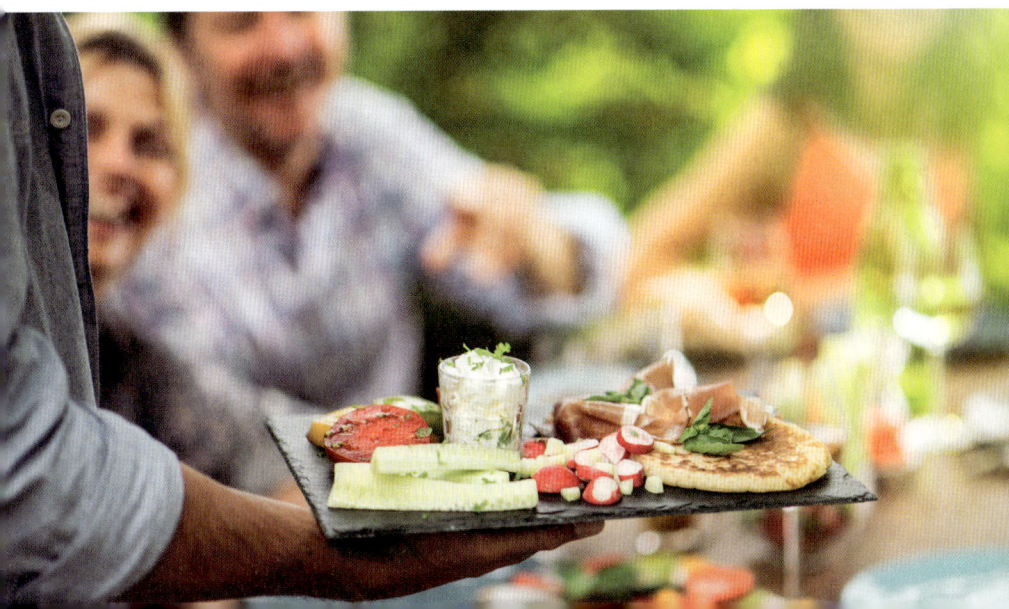

In diesem Zusammenhang meine ich Angelina Jolie ganz ausdrücklich nicht, die inzwischen ebenfalls Veganerin wurde, um auch dadurch ihre individuelle Krebsgefahr zu reduzieren. Heute werden meiner Ansicht nach praktisch alle Krebspatienten, die noch einen Funken Glauben an sich und ihr Leben haben und sich informieren, zu pflanzlich-vollwertiger Kost überlaufen und versuchen, sich mit dem »Geheimnis der Lebensenergie« zurück ins Leben zu kämpfen. Die Hinweise, wie wichtig das für ihre Regenerationschancen ist, sind einfach zu deutlich.

Insgesamt ist mein Eindruck, dass gesunde Veganer wie etwa im Gesundheitszentrum TamanGa bei Graz in der Steiermark die durchaus bessere Ausstrahlung im Vergleich zu Mischköstlern haben. Wir erleben dort immer wieder, wie unangenehme Körperausdünstungen zurückgehen und gleichzeitig die Anziehung auf Tiere und letztlich alle fühlenden Wesen zunimmt.

Ist vegan nicht viel zu (zeit-)aufwendig und kompliziert?

Dazu kann man es zwar werden lassen, aber das muss nicht sein, und ich rate dringend davon ab – schließlich gibt es (noch) Wichtigeres als Essen im Leben. Ernährung ist insgesamt ja nur eine unserer fünf Säulen der Gesundheit – neben Bewegung, Entspannung, Umweltbezug und Bewusstheit.

Aus meiner Beobachtung, dass viele Veganer vor lauter Begeisterung dennoch schlicht zu viel Zeit mit Essensvor- und -zubereitung verschwenden, ist das Buch »Peace-Food – vegan einfach schnell« entstanden: Es schafft mit Gerichten von 20 bis 30 Minuten Zubereitungszeit und mit Zutaten, die man überall bekommt, äußerst geschmackvoll Abhilfe.

Im Laufe der Zeit machen Veganer in aller Regel die Erfahrung, dass die anfänglich vielleicht als kompliziert empfundene vegane Küche alles andere als kompliziert ist. Dafür aber meist kreativer als die »Normalküche« – weil immer mehr köstliche Wildkräuter, Gewürze und viele andere vegane Genüsse entdeckt werden, weil sich einem die verschiedenen veganen Traditionen der Welt erschließen und weil die veganen Neuentdeckungen bzw. -entwicklungen einfach ein Ende nehmen.

Kann man auf die Aminosäuren in Schweinefleisch wirklich komplett verzichten?

Da sage ich ganz entschieden: ja! Denn nicht zuletzt die Wissenschaft weiß schon längst, dass sich der menschliche Organismus die für ihn notwendigen Eiweißbausteine, die essenziellen Aminosäuren, aus verschiedenen Mahlzeiten zusammensuchen kann und ihm diese Herausforderung sogar sehr guttut. Wer beispielsweise an einem Tag Hülsenfrüchte und am nächsten Tag Getreide isst, animiert seinen Stoffwechsel, sich daraus alles nötige Eiweiß (Protein) zusammenzustellen.

Eine Argumentation pro Schweinefleisch wegen seiner Aminosäuren ist für mich auch deshalb absurd, weil wir nach dieser Fleischlogik am »sinnigsten« zu Menschenfressern mutieren sollten – denn dann würden wir uns schließlich das exakt identische Eiweiß unserer Art einverleiben ...

Wir dürfen es unserem Organismus in Bezug auf Nährstoffe generell nicht zu einfach machen. Denn Muskeln leben nicht davon, geschont zu werden, sondern von herausforderndem Training. Wir haben außerdem eindeutig einen Bewegungs- und keinesfalls einen Schonungsapparat. Auch unser Gehirn entwickelt sich besser durch Herausforderung statt Schonung. Warum sollte das ausgerechnet beim Stoffwechsel anders sein?

Wir dürfen, wir müssen ihn also fordern – und das geschieht am allerbesten und mit allen notwendigen Nährstoffen versehen durch Peace-Food, durch vollwertige Pflanzenkost. Auf Fleisch jeglicher

Art kann man also absolut getrost verzichten – zum eigenen individuellen Wohle, zum Wohle aller Menschen, Tiere, der gesamten Umwelt, ja unseres Planeten.

Vegan ist teurer als nicht vegan, oder?

Das muss nicht sein. Im Internet gibt es Blogs, die zeigen, wie vegan billig geht. Wobei: Richtig billig ist selten richtig gut. Im Unterschied zu vegan meint Peace-Food nicht nur pflanzlich, sondern auch vollwertig. Natürlich ist vollwertig auf den ersten Blick teurer als minderwertig, aber auf den zweiten schon nicht mehr. Denn Letzteres kostet vorzeitig das Leben, und was wäre (uns) teurer?

In der Praxis lässt sich an Peace-Food inzwischen viel günstiger kommen: beispielsweise durch geschicktes Ankeimen und Pflanzenziehen zu Hause, durch einen eigenen Garten, durch das Mitnutzen eines Gartens von Familie oder Freunden, durch Einkaufsgemeinschaften für größere und dadurch günstigere Lebensmittelmengen. Sparen lässt sich vor allem auch durch gute Organisation, die ganz im Trend der neuen Kost liegt. Sich zusammenzuschließen und zusammenzuarbeiten, macht unser Essen nicht nur viel reichhaltiger und besser, sondern auch deutlich preiswerter. Außerdem ist es ratsam, zuerst alles, was es an Bioprodukten im Supermarkt gibt, dort zu holen und nur den Rest im Reformhaus oder Naturkostladen.

Ich möchte künftig vegan leben — kann ich von heute auf morgen umstellen?

Ja, das ist möglich und schon von vielen mit Erfolg ausprobiert. Allerdings sind nur das Ausmisten bzw. Entgiften des Kühlschranks und das Weglassen von Tierischem noch keine Garantie für gutes

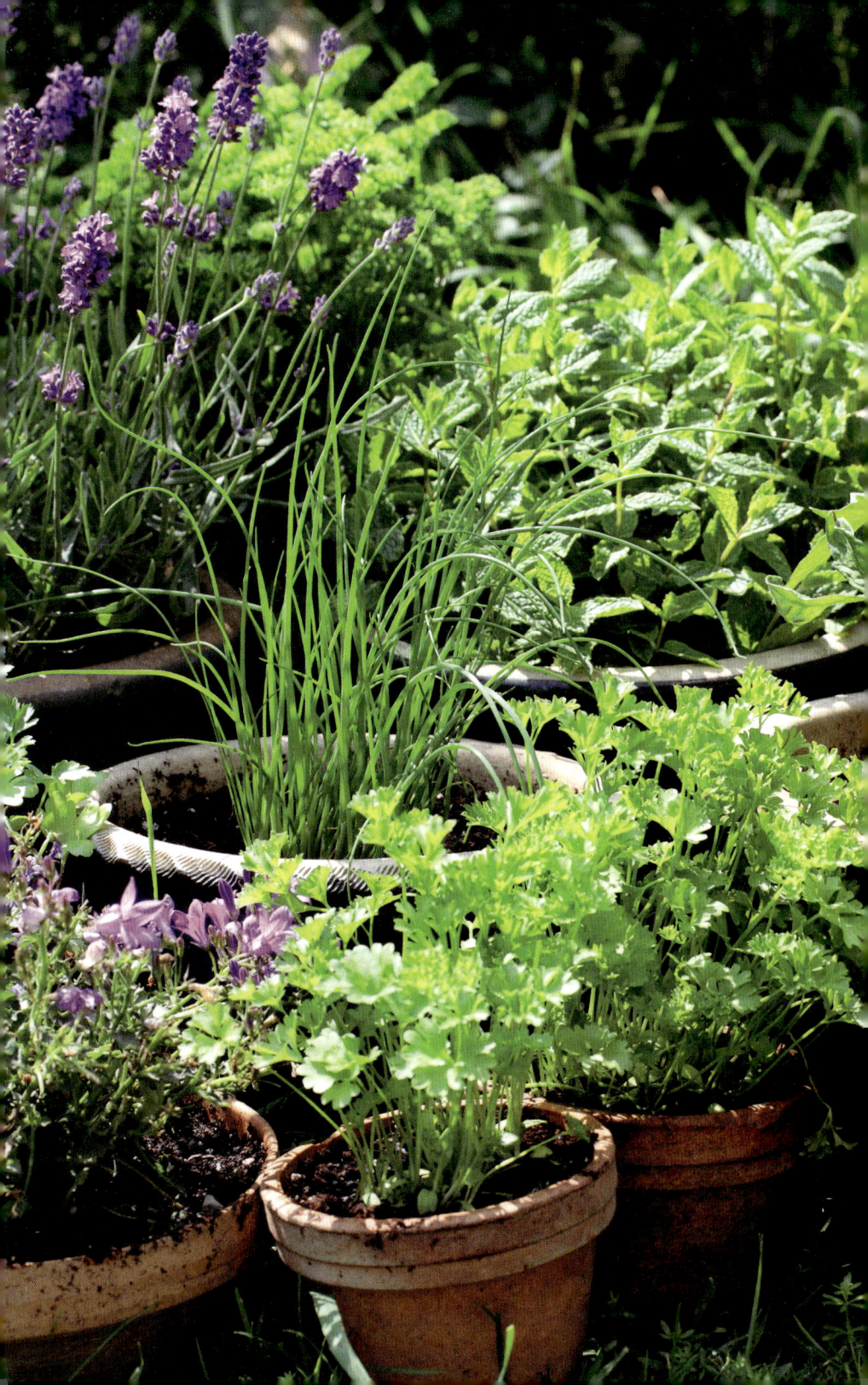

Essen. Hier bieten sich inzwischen sehr viele Kochbücher und auch solche an, die ein tieferes Verständnis für Ernährung vermitteln, wie etwa »Geheimnis der Lebensenergie« und »Das Lebensenergie-Kochbuch«.

Der ideale Einstieg in den Umstieg in ein veganes Leben ist für mich (einmal mehr) eine ganzheitliche, bewusste Fastenkur. Sie kann uns am leichtesten und elegantesten, d.h. fast unmerklich von allen Süchten und Abhängigkeiten lösen. Auf solche Weise (be)frei(t) und (ge)rein(igt), wird der pflanzlich-vollwertige Neustart zum Kinderspiel.

Woher bekommen Veganer ihr Eiweiß?

Alle Nahrungsbestandteile – egal, ob Eiweiß (Protein), Fette oder Kohlenhydrate, stammen aus Pflanzen, und nur über Pflanzen gelangen sie in Tiere und über diesen (un-)möglichen Umweg in den menschlichen Organismus.

Die Versorgung des Menschen mit Eiweiß ist meiner Ansicht nach über Pflanzenkost (insbesondere auch Wildkräuter) am allerbesten zu bewerkstelligen. Sie enthält oft sieben oder sogar noch mehr essenzielle Aminosäuren, also lebensnotwendige Eiweißbausteine.

Hülsenfrüchte (Leguminosen) enthalten mehr Protein als Fleisch, Fisch, Milch(-produkte) und jede Form von Tierprotein. Daher sind sie immer ergiebigere und vor allem gesündere Eiweißquellen als Tierprotein.

Pflanzenkost ist außerdem am schonendsten für unseren Körper, weil er all ihre Inhaltsstoffe verwerten kann, bis auf den – für uns aber ebenfalls sehr wichtigen – »Putzmeister« Zellulose (dem Hauptbestandteil pflanzlicher Zellwände). Also entsteht dank Grün kein Stoffwechselschrott, der beispielsweise in Form von Purinen (aus Tierprotein) oder Harnsäure (u.a. deren Abbauprodukt im

Körper) in unser Bindegewebe abtransportiert werden muss, was nach meinen Erfahrungen meist für schlechte Stimmung und in jedem Fall für Übersäuerung des Organismus sorgt.

Was sind vegane Toplieferanten für Eiweiß?

Hülsenfrüchte wie Linsen, Erbsen und Bohnen sind sehr gute Proteinquellen; am meisten Eiweiß jedoch enthält die blaue Süßlupine (auch »Soja des Nordens« genannt), die als genügsame, robuste, heimische, sogar den Boden verbessernde und obendrein attraktive Blütenpflanze noch keinerlei Genmanipulation erfahren hat – ganz im Gegensatz zur ebenfalls zu den Hülsenfrüchten gehörenden Sojabohne.

Die Süßlupine hat darüber hinaus ein einmalig günstiges Protein-Kohlenhydrat-Verhältnis: Ihr Eiweißanteil ist wie gesagt absolute Spitze, ihr Kohlenhydratanteil mit unter 5% sehr niedrig. Das macht sie sehr gut verdaulich – im Gegensatz zu manch anderen schwerer verdaulichen Hülsenfrüchten (Leguminosen), die unseren Organismus durch das gleichzeitige Anliefern von viel Eiweiß und Kohlenhydraten in nur einem Lebensmittel in dieser Beziehung sehr fordern.

Außerdem wächst die blaue Süßlupine in unseren Landen und sogar auf schlechten Böden, die sie noch dazu verbessert, und wirkt als einzige Hülsenfrucht basenbildend im Körper. Was will man eigentlich mehr?

Zur Verwendung dieser wunderbaren Pflanze in der Küche empfehle ich das Buch »Vegan kochen mit Lupine. Über 55 eiweißreiche und sojafreie Rezepte« von Christian Wenzel (erschienen 2016 bei Riva).

Weitere gute Proteinlieferanten (glutenfrei): Hirse, Buchweizen, Amaranth, Quinoa, Polenta, Kichererbsen, Nüsse, Tofu, Vollkornreis, Champignons etc.

Warum können Veganer auf Kalzium aus Milch & Co. verzichten?

Milch(-produkte) bringen zwar tatsächlich jede Menge Kalzium mit, nehmen uns im Gegenzug aber noch viel mehr weg. Obendrein übersäuern sie unseren Organismus, was zu weiteren Kalziumverlusten führt.

Die Milch geht dabei quasi wie ein Heiratsschwindler vor. Der kassiert auch nicht gleich das ganze Geld der lustigen reichen Witwe, sondern erzählt, wie viele eigene Millionen er in ein todsicheres Geschäft schon eingebracht habe. Dann lässt er ganz nebenbei durchblicken, nur noch eine halbe Million zu brauchen, um richtig loszulegen und ganz groß rauszukommen. Da gibt ihm die Witwe aus lauter Liebe ihre halbe Million, und schließlich ist plötzlich alles weg: ihre halbe Million, seine angeblich vielen Millionen – und er selbst natürlich auch.

Genauso verläuft die Milch-Kalzium-Geschichte: Da wird viel angeliefert, und zum Schluss ist weniger da als vorher.

Was sind vegane Toplieferanten für Kalzium?

Am wichtigsten bezüglich Kalzium ist es, keinerlei Milch(-produkte) zu verzehren, da sie – wie in der Antwort zuvor beschrieben – zwar viel Kalzium mitbringen, aber noch viel mehr wegnehmen.
Gute Kalziumlieferanten: Tofu, Sesam, Mohn, grünes Gemüse, Haselnüsse und Mandeln

Was sind gute vegane Fleischersatzprodukte?

Vleisch aus Süßlupinen, Lupinenschnitzel: Aus der blauen Süßlupine hergestelltes Pflanzenschnitzel, das dem Original aus Wien verblüffend nahe kommt und vielen sogar besser schmeckt. Übrigens besteht ein echtes Wiener Schnitzel aus Kalb- und nicht etwa aus Schweinefleisch. Der gemeine Schnitzelfan vertilgt zu seinen Pommes also in der Regel ein Schnitzel Wiener Art und kein Wiener Schnitzel.

Tempeh: Durch einen Pilz vergorener Sojakuchen, sehr mineralienreich und schmackhaft, enthält sogar etwas Vitamin B12 (das aber nicht reicht, um den Tagesbedarf zu decken, da wohl keiner entsprechende Mengen Tempeh essen kann).

Frischer Tofu (fest oder Seidentofu): Tofu mit festerer oder weicherer Konsistenz. Ungewürzt ist Tofu absolut geschmacksneutral.

Seitan: Produkt mit fleischähnlicher Konsistenz aus reinem Gluten, isoliert aus Weizen und anderen Getreiden; nur denjenigen zu empfehlen, die Gluten wirklich gut vertragen.

Was sind gute vegane Milchersatzprodukte?

Milchersatz gibt es beispielsweise aus Hafer, Reis, Soja, Hirse, Dinkel, Cashewnüssen, Haselnüssen, Mandeln, Lupinen und Hanfsamen. Und natürlich gibt es Kokosmilch.

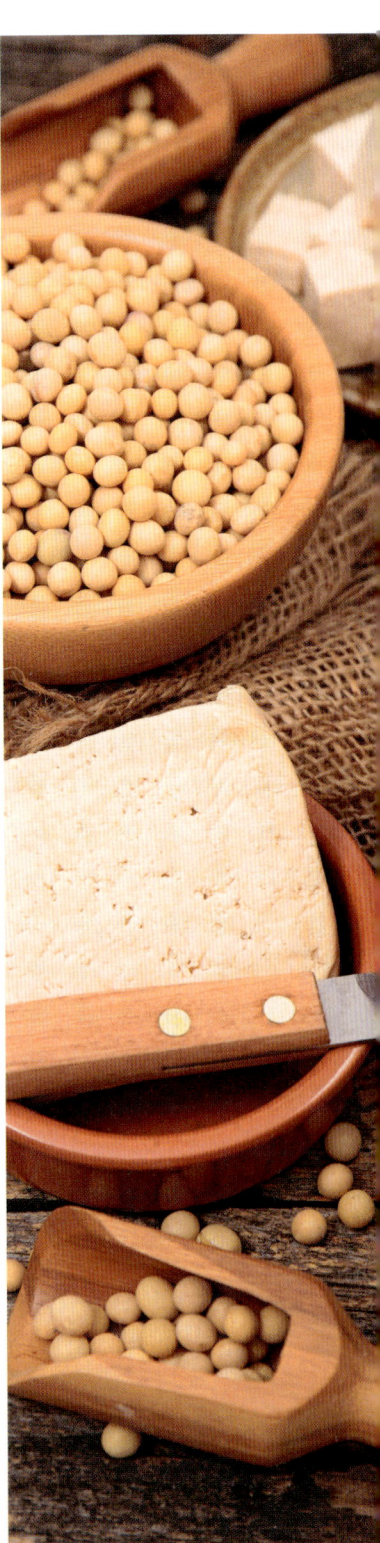

Wie viele vegane Mahlzeiten braucht man?

Das hängt selbstverständlich stark vom individuellen Lebensstil ab und wäre idealerweise der eigenen Konstitution anzupassen. Wer abnehmen will, ist mit wenigen besonders ballaststoffreichen Mahlzeiten besser dran; wer zunehmen will, kann sich mit vielen Zwischenmahlzeiten Gutes tun. Natürlich wählt der erste besser hochunverdichtete Mahlzeiten wie grüne Smoothies, der zweite eher höher verdichtete nahrhafte Snacks und ausreichend Sättigungsbeilagen.

Ist das Auslassen von Mahlzeiten zu empfehlen?

Das kommt natürlich wiederum vor allem auf die persönlichen Absichten und Bedürfnisse an.

Ich selbst lasse gerne das Frühstück aus, weil nach 8 Stunden Fastenzeit die Produktion des Wachstumshormons (HGH) beginnt. So habe ich, wenn ich zuletzt um 18 Uhr gegessen habe, ab 2 Uhr nachts einen Überfluss an diesem wunderbaren Hormon, das für die fürs Fasten berühmte aufgeräumte Stimmung sorgt. In ihr verbringe ich dann den ganzen Vormittag – vorzugsweise schreibend – und mache erst mittags Breakfast, also Fastenbrechen bzw. Frühstück, am liebsten mit einem Früchteteller. Wenn ich dieses Obst auch noch genüsslich flüssig kaue, bleibe ich noch länger in dieser wundervoll leichten Schwingung, die mir so viel Energie unter meine Schreibflügel bringt.

Von daher kann ich solches Auslassen von Mahlzeiten nur empfehlen. Beim sogenannten Dinnercancelling ergibt sich ein ähnlicher Effekt; allerdings fällt dadurch die beste Zeit für einen in die Nacht – was im Hinblick auf das Traumleben natürlich auch seinen Reiz hat. Ganz allgemein lässt sich sagen, dass wir heute eher zu oft essen und damit unseren Zellkraftwerken in Gestalt der

Mitochondrien ziemlichen Stress bereiten. Wer nicht unter (starkem) Untergewicht leidet, kann vormittags, wenn der Körper sich noch in der Reinigungsphase befindet, ihn durch Weglassen von allem, was nicht grün, flüssig oder frisch ist, enorm entlasten. So könnten sich viele vieles sehr erleichtern.

Aber natürlich muss man dazu erst, am besten mittels einer Fastenwoche, mit dem Glutensuchtverhalten Schluss machen, sonst fordern im Zweifelsfall Marmeladenbrötchen oder Artverwandte ihr gewohntes Recht auf ein Verspeisen …

Müssen Veganer genauso viel trinken wie Mischköstler?

Tatsächlich nehmen pflanzlich-vollwertig Lebende im Ideal- und Normalfall so viel Wasser mit Gemüse und Obst zu sich, dass sie die täglich empfohlene Menge von zwei Litern gutem Wasser entspannter sehen können.

Trotzdem würde ich empfehlen, immer für eine gute Wasserquelle im wahrsten Sinne des Wortes zu sorgen, d.h. idealerweise für reifes Quellwasser.

Welches Wasser ist wirklich gut?

Das Trinken ist natürlich mindestens so wichtig wie Essen. Wie beim Essen müssen wir dabei das Grundsätzliche vom Individuellen unterscheiden. Beim Wasser gilt also ganz Ähnliches wie beim Essen.

Nachdem ich Wasserverbesserungssysteme von Grander bis Blocher über Gegenstromosmose, Elektrolyse und Hexagonales sowie mit allen möglichen energetischen Behandlungen verbessertes Wasser erlebt habe, war doch nicht zu übersehen, wie die Bewohner von TamanGa auf Dauer zurück zu Quellwasser tendierten.

Inzwischen bin auch ich längst zu reifem Quellwasser zurückgekehrt, das sich über längere Zeit in Wasserflaschen stabil in seiner Qualität erhalten lässt. Reif sind Quellwässer, wenn sie von selbst an die Oberfläche treten. Aus 100 Metern Tiefe kommt dagegen nur Bohrloch- oder Grundwasser.

Meinen Fastenkursteilnehmern biete ich eine Auswahl von zehn reifen Quellwässern (vor allem von St. Leonhards), die es in jedem Naturkostladen gibt. Mit diesem sogenannten »sensorischen Test«, letztlich einfach ein sehr bewusster Geschmackstest, befragen wir im Grunde unsere innere Stimme, was uns am besten bekommt. Diese ist mir in meiner Arbeit immer wichtig, wie der ihr so nah verwandte innere Arzt.

Auf dieser Grundlage habe ich mir persönlich vor einigen Monaten die Lichtquelle gewählt und bin offen dafür, dass sich dieser Geschmack auch wieder wandeln und weiterentwickeln kann.

Das eigene individuelle Quellwasser zeichnet sich nicht zuletzt dadurch aus, dass wir davon gut und gerne zwei Liter trinken können, es gut und weich und für manche sogar richtiggehend süffig schmeckt. Jedenfalls verschwindet damit in der Regel das Problem, nicht genug trinken zu können.

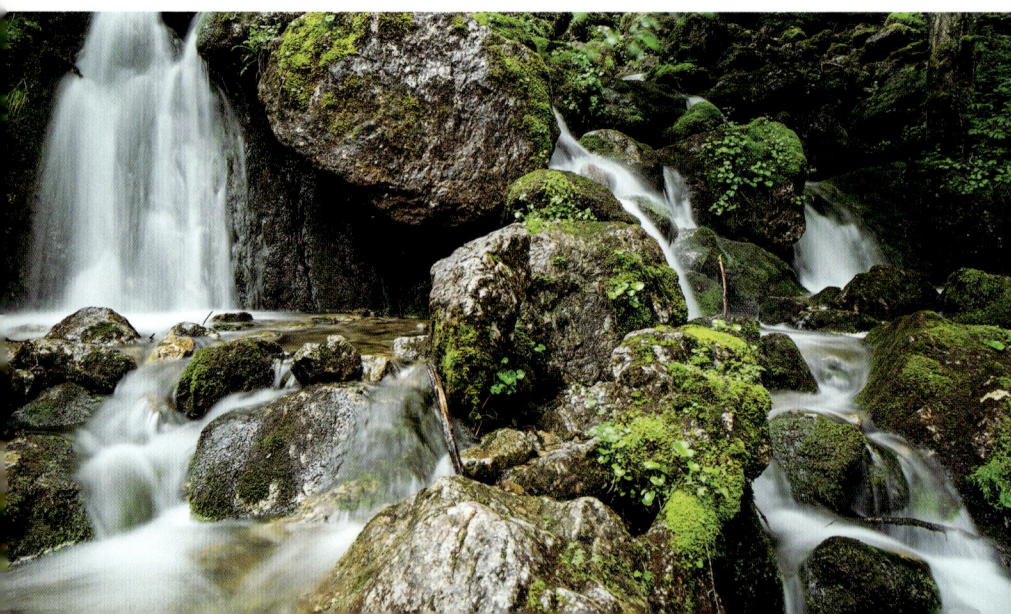

Was tun bei Heißhunger auf Fleisch?

Das passiert meiner Erfahrung nach selten, wenn doch, ließe sich ihm mit Lupinen- oder Sojasteaks begegnen. Solchen *Vleisch*ersatz bekommt man inzwischen bei vielen veganen Versandunternehmen wie etwa Naturella (siehe Seite 137).

Was tun bei Heißhunger auf typisch fleischige Grillaromen (Bratfett, Rauch & Co.)?

Sogar diese sind vegan zu haben. Der in Kochkreisen Umami genannte Geschmack kommt dem am nächsten. Es gibt inzwischen schon Schweineschmalzimitate aus hochwertigen Fetten. Räuchertofu ist selbstverständlich von Raucharomen geprägt. Mit angebratenem Soja haben schon viele Köche in TamanGa solche für die Übergangszeit von normal zu vegan oft wichtigen Genüsse in die Atmosphäre gezaubert. Auch Räuchersalz wäre in dieser Hinsicht zu erwähnen.

Auf welche Vitamine, Mineralien, Spurenelemente muss ich vegan besonders achten?

Ganz speziell müssen Veganer nur auf Vitamin B12 achten. Es wird von Bakterien gebildet, die es auf Oberflächen in der Natur deponieren. Nur wer regelmäßig ungewaschenes frisches Gemüse und Obst aus einem Biogarten isst, darf daher eventuell auf eine Einnahme des Vitamins in Tablettenform verzichten. Ich möchte aber betonen: Selbst dann sollte man den B12-Wert im Blut nach einem Jahr kontrollieren lassen, denn etwaige Ausfälle am Nervensystem sind selbstverständlich unbedingt zu vermeiden – aber leider zum Zeitpunkt ihrer Entdeckung manchmal bereits unumkehrbar.

Ansonsten empfehle ich das vom Organismus in jedem Fall aufnehmbare Methyl-Cobalamin wie im veganen »Take me – Vitamin B12« als Tagesdosis. Von der Menge her würde es reichen, nur alle drei Jahre eine Megadosis einzunehmen, aber gegen solche Dosen gibt es bereits erhebliche medizinische Verdachtsmomente.

Das gängige Cyano-Cobalamin muss erst mittels Intrinsic factor im Magen entgiftet werden. Letzterer ist jedoch bei Magenproblemen und im Alter oft vermindert und bringt unnötige Unsicherheit ins Spiel.

Wer es über Zahnpasta versucht, sei gewarnt. Er müsste dann immer mit der gleichen Menge und immer mit der gleichen Intensität putzen, was zwar im Test, aber kaum im richtigen Leben gelingt.

Auf Vitamin D müssen alle Menschen achten. Wie schon erwähnt, haben 89% der Deutschen Vitamin-D-Mangel, aber leben leider noch nicht vegan. Auch auf Eisen müssen Veganer wie alle anderen achten, auf Kalzium sogar weniger, weil sie ja den Kalziumräuber Milch meiden (siehe Seite 102).

Welche Vitamine, Mineralien, Spurenelemente sind nicht über Pflanzen aufnehmbar?

Sie sind alle über Pflanzen zu bekommen – einfacher und besser als auf anderen Wegen. Lediglich Vitamin B12 bekommt man nur mittels ungewaschener Pflanzen. So nehmen Tiere es auch auf.

Wer – wie die allermeisten modernen Menschen – nur gewaschenes Obst und Gemüse zu sich nimmt, muss B12 ergänzen.

Wie steht es mit Vitamin B12 für Veganer?

Das kann ich nicht oft genug wiederholen: Es muss von Veganern eingenommen werden, und zwar am besten in einer veganen

Kapsel in der Tagesdosis, idealerweise als Methyl-Cobalamin (»Take me – Vitamin B12«).

Angaben über ein hohes B12-Angebot in Weizen- und Gerstengras usw. ist übrigens zu misstrauen. Es handelt sich um Analoga, die mehr schaden als nützen, weil sie in einer Sicherheit wiegen, die keine ist.

Bedeutet vegan zuckerfrei?

Eindeutig nein: Zucker stammt aus den Pflanzen Zuckerrohr oder -rüben und ist folglich vegan. Peace-Food dagegen bedeutet in der Tat zuckerfrei, weil es eine pflanzlich-vollwertige Ernährungsform und wissenschaftlich als gesund belegbar ist.

Im pflanzlich-vollwertigen Speiseplan hat Zucker schlicht und ergreifend nichts zu suchen, denn er ist zwar pflanzlich, aber weder vollwertig noch wissenschaftlich als gesund zu bezeichnen, sondern im Gegenteil längst als Krankmacher identifiziert. Allerdings gibt es mit Eryfly einen seit 26 Jahren in Japan bestens erprobten, obendrein gesunden Zuckerersatz ohne Kalorien und mit dem glykämischem Index Null (www.heilkundeinstitut.at).

Bedeutet vegan Kaffeeverzicht?

Natürlich nicht, denn Kaffee ist eindeutig pflanzlich. Er wurde zwar durch sein Koffein und speziell, wenn er exzessiv konsumiert wird, als »Kreislaufgift« überführt, ist aber in vielen Studien auch als gesundheitlich hilfreich beobachtet worden – sogar im leichten Einbremsen der Parkinson-Krankheit und von Dickdarmkrebs.

Maßvoller Genuss von hochwertigem, fair produziertem und ebenso gehandeltem Kaffee ist also mit vegan und Peace-Food vereinbar.

Darf man als Veganer Wein und Bier trinken?

Selbstverständlich, denn sie enthalten nichts Tierisches – wenn sie denn wirklich vegan hergestellt sind.

Denn allen Ernstes werden bereits etliche Säfte durch Gelatine gefiltert. Gelatine ist dieses besonders ekelhafte tierische Eiweiß, das man aus Schlachthofabfällen wie Kuhköpfen, Hufen usw. auskocht. Für Wein wird zum Filtern gerne die sogenannte Mostgelatine verwendet. Da sie aus Milcheiweiß gewonnen wird, ist sie auch für Veganer nicht tragbar – und der so gefilterte Wein damit natürlich auch nicht.

Es gibt aber erfreulicherweise tatsächlich vegane Weine, für die Derartiges ausdrücklich ausgeschlossen ist. Im Seminar- und Gesundheitszentrum TamanGa verwenden wir nur solche. Beim Thema Wein sind also umfassende Information und die Auswahl eines absolut vertrauenswürdigen Erzeugers das vegane A und O.

Bei Bier ist daran zu denken, dass es zumeist den Weizenkleber Gluten enthält. Und das gilt nicht etwa nur für Weizenbier, sondern auch für zahlreiche andere Biersorten – nicht von ungefähr nennt man Bier u. a. Gerstensaft.

Ist Honig für Veganer wirklich tabu?

Für strikte Veganer ist er es, schlicht weil er von Tieren stammt, auch wenn er kein Tierprotein und -fett enthält. Allerdings: Ich kenne keine Studie, die gegen Honig spricht. Und Propolis, das von Bienen hergestellte Kittmittel zum Abdichten im Bienenstock, bleibt ein wundervolles Heil- und Schutzmittel gegen Viren, Bakterien und Pilzbefall.

Insofern nehme ich ihn manchmal, ohne ihn allerdings für ein wirklich gutes Lebensmittel zu halten, dazu ist er heute oft zu umweltbelastet – was bei Biohonig natürlich nicht der Fall sein soll –

und in geschleuderter und damit raffinierter Form vor allem eine reine Glukose-Fruktose-Mischung. Da ist mir Eryfly unvergleichlich lieber, weil gesünder und im Gegensatz zu Honig mit 0 Kalorien und 0 glykämischem Index für die meisten auch viel gesünder.

Dass u.a. in den USA unglaubliches Schindluder mit Bienen getrieben wird – im Sinne des 2012 herausgekommenen Dokumentarfilms »More than Honey« von Markus Imhoof, einem 1941 geborenen Schweizer Filmemacher –, spricht gegen kriminelle Imker, den industrialisierten Missbrauch der Honigbienen, den skrupellosen Einsatz von Pestiziden, Antibiotika und anderen Umweltgiften sowie die so sture wie kurzsichtige, rein auf Gewinn ausgelegte Landwirtschaft in Monokulturen auf diesem Planeten – aber keinesfalls gegen das Naturprodukt Honig an sich.

Das weltweite mysteriöse Bienensterben kann einen nur mit größter Sorge erfüllen. Wir jedenfalls haben auf dem Gelände von TamanGa 14 Bienenvölker für die Bestäubung unserer großen Gärten und sorgen dafür, dass sie wirklich anständig behandelt werden. Denn: Bienen sind auch Ernährer des Menschen, ein Leben ohne sie ist kaum vorstellbar.

Können auch Veganer übersäuern?

Möglich ist das, wenn auch viel unwahrscheinlicher als für Mischköstler, denn pflanzlich-vollwertige Kost ist überwiegend basisch.

Jedoch können sogenannte Pudding-Veganer selbstverständlich übersäuern, wenn sie sich nur auf den künstlichen Süßkram der sich rasant auf die vegane Bewegung einstellenden Nahrungsindustrie verlegen.

Inzwischen biegen sich die Regale veganer Supermärkte unter unglaublichem, einplastiziertem Industrieabfall aus dieser Richtung. Auf dem Plastik sind dann hoffentlich die Gifte der (Mogel-)Packung aufgelistet.

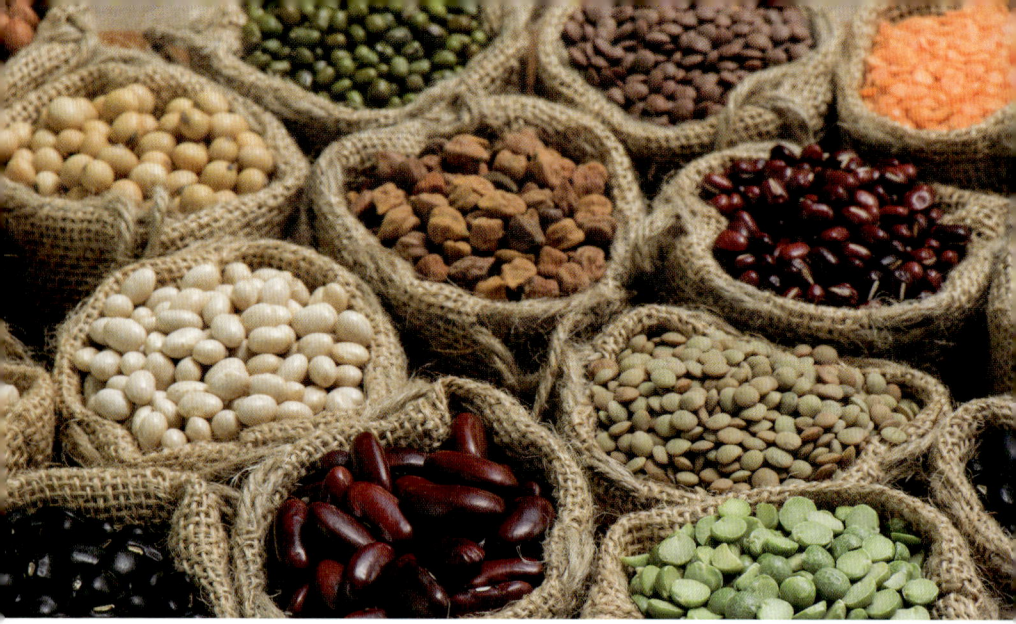

Von einer frischen lebensenergiereichen Vitalkost, die sich auf regionale und saisonale Nahrungsmittel stützt, ist das logischerweise meilenweit entfernt. Da können achtlose Veganer natürlich leicht sauer werden.

Ballaststoffe – sind sie belastend oder wichtig?

Tierprotein enthält praktisch keine Ballaststoffe. Die stammen alle aus Pflanzen und sind in ihrer Bedeutung für unsere Gesundheit gar nicht hoch genug einzuschätzen. Ballaststoffe zeigen einmal mehr, dass wir unseren Körper fordern müssen. Sie füllen den Darm und geben ihm Arbeit, die ihm guttut. So wird seine Peristaltik angeregt, jenes rhythmisch über unser Darmrohr laufende Wellenmuster, das für Stuhlentleerung sorgt und damit für Sauberkeit.

Ballaststoffe sind entscheidend für die Vorbeugung von Dick- und Enddarmkrebs, dem Kolonkarzinom, der bei uns zweithäufigsten Todesursache durch Krebs.

Gute vegane Ballaststofflieferanten: Eine vollwertige vegane Ernährung ist per se schon äußerst ballaststoffreich. Besonders viele Ballaststoffe stecken in Hülsenfrüchten wie Linsen oder Bohnen, in Chia-, Leinsamen, Flohsamenschalen, Mandeln, Nüssen und Vollkorngetreide.

Was sind gefährliche Fette?

Gefährlich sind gehärtete, also industriell prozessierte ungesättigte Fette, die sogenannten Transfette, weil sie die Gefäße unseres Körpers direkt schädigen. Im US-Staat New York sind sie mit Fug und Recht seit Jahren verboten.

Gefährlich werden aber auch alle hochungesättigten Fette, die erhitzt werden, etwa Distel- und Sonnenblumenöl, da sich dadurch brandgefährliche chemische Veränderungen ergeben.

Generell gefährlich sind tierische Fette, ähnlich riskant wie Tierprotein.

Relativ schlecht sind Fette wie Sonnenblumenöl zusätzlich, weil sie ein für uns sehr unvorteilhaftes Verhältnis von Omega-3- zu Omega-6-Säuren enthalten. Dieses Missverhältnis hat sich vor allem für Mischköstler übrigens ganz still und heimlich ergeben, weil die Ernährung der Schlachttiere für Verbraucher nahezu unbemerkt von Gras- und Heunahrung weitgehend auf Körner und Sojaschrot umgestellt wurde.

Was sind gute Öle?

Fette zum beliebig hohen Erhitzen müssen gesättigt sein; am besten wählt man hierzu Kokosöl. Palmkernöl ginge auch, wird aber fast immer in unverantwortlicher Weise auf Kosten unserer Umwelt gewonnen.

Ein Fett wie Olivenöl kann gut zum Kochen, aber keinesfalls zum Braten verwendet werden, da sein Rauchpunkt bereits bei 180°C liegt. Es eignet sich aber bestens für alle warmen Speisen und selbstverständlich für kalte Dinge wie veganen Mozzarella.

Für kalte Speisen eignen sich die an unverzichtbarem Omega-3-reichen Walnuss-, Hanf- und Leinöle.

Die Grundregel ist eigentlich ganz einfach: hochungesättigte Omega-3-reiche Fette nur kalt, alle Fette unter ihrem Rauchpunkt verwenden, gesunde gesättigte Fette wie Kokosöl sind Allzweck-öle – und Letzteres macht nicht einmal dick, da es aufwendig in der Leber verestert wird, wozu ähnlich viel Energie verbraucht wird, wie es zur Verfügung stellt.

Vegan und Kohlenhydrate – was ist zu beachten?

Kohlenhydrate sind die einzigen Nahrungsbestandteile, die dem Körper ausschließlich als Brennstoff dienen und nur minimal als Reserve in Form von Glykogen in Leber und Muskulatur speicherbar sind. Diese Reserve bringt uns gerade mal über die Nacht.

Die Menge, die wir an Kohlenhydraten essen, sollte also vom persönlichen Brennstoffbedarf und -verbrauch abhängen. Ein Bauer beim Holzmachen im Winter wird ungleich mehr benötigen als ein Bürohengst, der in wohliger Wärme auf seinem Drehstuhl sitzt und die Finger übers Keyboard tanzen lässt.

Völlig ungeeignet für eine gesunde pflanzlich-vollwertige Ernährung sind raffinierte Kohlenhydrate wie in weißem Mehl, ebensolchem Zucker und Süßigkeiten. Es sind stattdessen vollwertige Kohlenhydrate in Bioqualität angesagt.

An Süßungsmitteln haben sich in den letzten Jahren einige Alternativen ergeben, wie Stevia und Xylit, der Birkenzucker.

Allerdings habe ich persönlich besonders an Ersterem rasch die geschmackliche Lust verloren.

Eine in meinen Augen wundervolle weitere Alternative ist Eryfly (zu beziehen beispielsweise über www.heilkundeinstitut.at), das als Erythritol in Japan seit 1990 im Handel ist, vielfach erprobt geschmacklich und auch sonst Zucker sehr nahe kommt. Es hat dabei 0 Kalorien und einen glykämischen Index von ebenfalls 0, da es zwar süß wie Zucker schmeckt, aber an unserem Stoffwechsel nicht teilnimmt, sondern wieder so ausgeschieden wie aufgenommen wird.

Tun Körner und Getreide Veganern gut?

Die in der Regel in Körnern und damit Getreide enthaltenen Keimhemmer und Fraßgifte können tatsächlich zum Problem werden. Natürlich sind Körner und Samen der Pflanzen nicht primär für unseren Verzehr, sondern zur Fortpflanzung der entsprechenden Pflanzen gedacht. Deshalb sind sie eben oft durch Fraßgifte vor Tier-(und Menschen-)fraß geschützt.

Auch sollten Körner von Mutter Natur aus nicht einfach loskeimen, sondern einen hierzu günstigen Zeitpunkt abwarten. Dafür sorgen sogenannte Keimhemmer in ihnen.

Beide sind nicht sehr bekömmlich, weshalb Vögel Körner oft erst in ihren Kropf zur Überarbeitung dieser Stoffe geben. Nun haben wir Menschen keinen Kropf – und wenn, hat das mit Schilddrüsenproblemen zu tun.

Fraßschutzgifte und Keimhemmer lassen sich jedoch auch für uns mit einem sehr einfachen und überaus wirksamen Trick ausschalten. Sobald Körner keimen, verwandeln sich nämlich ihre mitgebrachten Reserven in noch ungleich wertvollere Stoffe. Vitamine und sekundäre Pflanzenstoffe etwa nehmen deutlich zu. Vor allem aber werden Fraßschutzgifte und Keimhemmer abgebaut, sodass sich eine spür- und schmeckbare Veredelung ergibt und obendrein eine angenehme Vermehrung, zuzüglich einer wundervollen Auffrischung. Insofern schaffen die sich immer weiter verbreitenden

Keimstationen eine verblüffende Win-win-Situation, die wir möglichst häufig nutzen sollten.

Für Bequeme: Schon ein Einweichen über Nacht baut die Keimhemmer in den Körnern ab und aktiviert viele ihrer Vitalstoffe.

Wie steht es mit Eisen für Veganer?

Veganer brauchen – nach dem deutschen Ernährungsspezialisten Professor Claus Leitzmann – keineswegs die hohen Eisenwerte von Allesessern. Auch in der Schwangerschaft sinkt der Eisenspiegel, um die Entzündungsbereitschaft niedrig zu halten. Nach Prof. Leitzmann lebt es sich knapp unter dem Eisennormwert angenehmer und leichter.

Gute vegane Eisenlieferanten: Brennnessel, Rote Bete, Brunnenkresse, grüne Minze, Petersilie, Nüsse, Saaten, Hülsenfrüchte, Meeresalgen, Vollkorngetreide.

Wie steht es mit Kalium für Veganer?

Es ist in allen Pflanzen reichlich enthalten und unter Umständen bei Mischköstlern, aber sicher nicht bei Veganern im Mangel.

Was sind vegane Toplieferanten für Vitamin D?

Die Topquelle schlechthin für Vitamin D ist Sonnenstrahlung, die daraus in unserer Haut das am nachhaltigsten und besten bioverfügbare Vitamin herstellt, das dann als Hormon zu gelten hat. Insofern wäre es optimal und am gesündesten, sich spätestens jeden dritten Tag etwa eine halbe Stunde ein Sonnenbad mit (fast) nacktem Oberkörper zu gönnen.

Gute Vitamin-D-Lieferanten: Allen voran Steinpilze, aber auch andere Pilze, die im Freiland gewachsen sind.

Was sind vegane Toplieferanten für Omega-3?

Da greife man am allerbesten zu Meeresalgenöl, Walnuss-, Hanf- und Leinöl.

Was ist von veganen Nährwerttabellen zu halten?

Ich möchte grundsätzlich davor warnen, aus Ernährung – egal, ob vegetarisch und vegan, ob fructarisch, pescetarisch oder flexitarisch, ob Mischkost, Heimat-, Regional oder Superfood-Küche usw. usf. – eine reine Wissenschaft zu machen. Essen muss unterm Strich auch schmecken – und das vermitteln reine Theoriebücher sowie nüchterne Tabellen- und Zahlenangaben schlicht und ergreifend nicht.

Dennoch hier ein konkreter Tipp: Ein kleines, aber sehr feines Büchlein stammt von der engagierten Veganerin Sonja Reifenhäuser: »Vegane Lebensmittel: Der Nährwert-Kompass für eine gesunde Ernährung« (erschienen 2015 bei Gräfe und Unzer).

Was ist vom Megatrend »Superfoods« zu halten?

Vorneweg: Superfood ist ein sehr typisch US-amerikanischer Ausdruck, den man als Bezeichnung nicht zwingend bejubeln muss; mittlerweile haben wir uns aber an ihn gewöhnt. Bedauerlicherweise laufen unter dieser Bezeichnung auch viele recht banale Lebensmittel, die dadurch so schlicht wie perfide einen Verkaufskick erhalten sollen.

Die für mich wichtigsten tatsächlichen Superfoods sind Brennnessel, Löwenzahn, Brunnenkresse sowie alle Wildkräuter und -gemüse wie der Giersch, die so gut in einen morgendlichen Smoothie passen. Aber auch Beeren wie Himbeeren, Heidelbeeren und Hagebutten gehören dazu. Und nicht zuletzt selbstverständlich wundervolle alte Kulturpflanzen wie der Hanf.

Aber natürlich spricht auch vieles für das Superfood Kohl. Oder für Samen – die allerdings werden noch viel besser, wenn wir sie zunächst keimen lassen.

Wenn man also mit Superfoods nicht nur Exotisches und Teures meint, spricht vieles dafür, sich solche wundervollen und vor allem einheimischen Schätze der Natur zu gönnen. Wobei ich ganz persönlich auch auf Superfood-Exoten wie Kurkuma und Kokos oder Chia und Camu-Camu nicht (mehr) verzichten möchte.

Vegan und Essenseinladungen – was kann ich tun?

Diesbezüglich empfiehlt es sich, die persönliche vegane Ausrichtung ganz klar vorher mitzuteilen. Wenn ein Gastgeber sich dann nicht darauf einstellt/einstellen kann, will er einen in Wirklichkeit gar nicht bewirten. Das ist mir persönlich zwar noch nie passiert, aber in einem solchen Fall würde ich mich dann freundlich wieder verabschieden – schließlich wäre ich zu einem Essen eingeladen, wo es für mich nichts zu essen gibt. Das wäre wohl vor allem peinlich für den Gastgeber. Ich teile sogar meinen Glutenverzicht stets mit, um Überraschungen vorzubeugen, die in der Praxis eigentlich nie böse gemeint sind. Und wenn mal eine Gastgeberin sich entschuldigt, ihr Kind sei krank geworden und sie habe es daher nicht mehr geschafft oder einfach nicht die Ruhe gehabt, sich in Sachen vegan und glutenfrei bis ins Detail zu informieren, aber mir damit ihr Bemühen ausdrückt, esse ich von Herzen gerne schlicht einen großen Salat, der sich ja fast immer zaubern lässt.

Vegan in Kantinen — was kann ich tun?

Dort würde ich ebenso freundlich wie rasch meinen Einfluss für wenigstens ein pflanzlich-vollwertiges Gericht geltend machen und nach Möglichkeit jemanden in der Küche kennenlernen, der mich versteht und auf meine Wünsche eingeht.

Ein reichhaltiges Salatbüfett mit Samen, Nüssen und verschiedenen Ölen müsste – bei gutem Willen der Kantinenbetreiber – immer möglich sein. Ist kein guter Wille vorhanden, ist das einfach die falsche Kantine – und langfristig vielleicht auch die falsche arbeitgebende Firma. Aber vor einem möglichen Rückzug würde ich immer versuchen, sie dazu zu machen, was auch dem »Feld ansteckender Gesundheit« ungleich besser dienen würde.

Vegan in Restaurants — was kann ich tun?

Da sucht man sich entweder im Vorfeld entsprechend passende Restaurants heraus und verabredet sich dort mit Geschäftspartnern, Freunden oder Familie – oder man bittet den Einladenden,

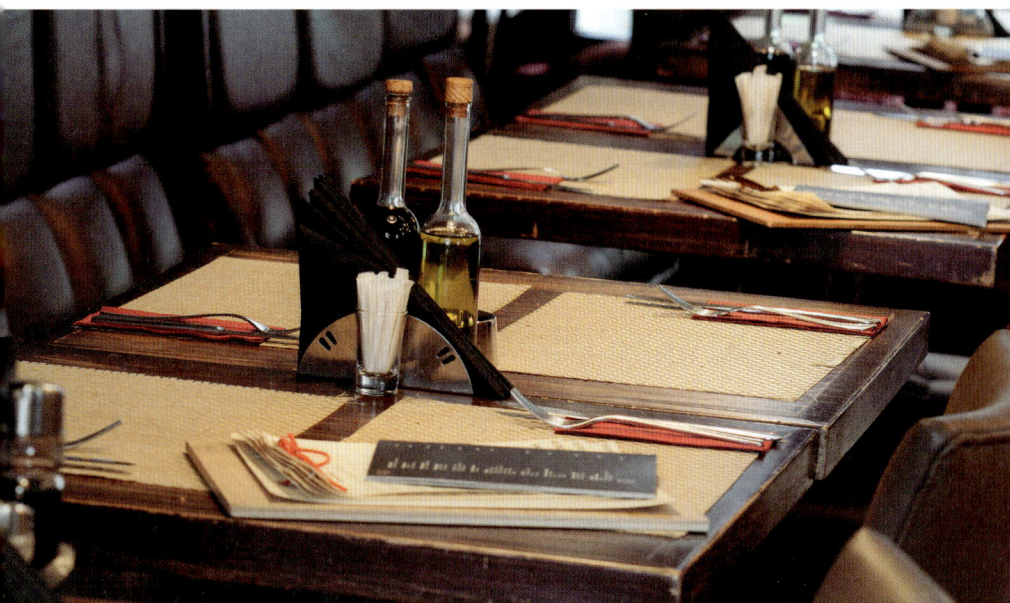

dem Restaurant spezielle persönliche vegane (und glutenfreie) Vorlieben vorher mitzuteilen. Denn jedes etwas bessere Restaurant hat inzwischen zwei bis drei vegetarische Gerichte, aus denen sich leicht ein veganes zaubern lässt. In der weit überwiegenden Zahl der Fälle sind Restaurantchefs und Hoteliers sehr bemüht, die entsprechenden Bedürfnisse ihrer Gäste zu berücksichtigen. Außerdem sind sie durch die vielen Nahrungsmittelunverträglichkeiten inzwischen längst daran gewöhnt, auf Sonderwünsche einzugehen.

Noch einige Anmerkungen aus meinem persönlichen Erfahrungsschatz: Was die vegane Restaurantthematik betrifft, haben wir im Seminar- und Gesundheitszentrum TamanGa längst ein »Heimspiel«, in den beiden Hauptseminarhotels sind die Betreiber schon länger über vegan-glutenfrei nicht mehr etwa entsetzt, sondern im Gegenteil froh, wenn in einer großen Gruppe alle Gäste demselben Ernährungskonzept folgen. Denn: Über die Hälfte der Normalgäste meldet ohnehin Sonderwünsche wegen Unverträglichkeiten an.

Nur ein einziges Mal habe ich in einem norddeutschen Restaurant demonstrative Unfreundlichkeit erlebt, worauf ich aufstand und allen am Tisch gut hörbar mitteilte, ich würde an einem Ort, der so weit von Gastfreundlichkeit entfernt sei, nicht bleiben wollen. Darauf verließ meine ganze Gruppe das Lokal, und der Wirt hatte eine Lernerfahrung mehr im Leben gemacht.

In Zukunft werden Veganer natürlich viel öfter bei der Wahl einer Lokalität (mit-)bestimmen und damit zum Zünglein an der Waage, weswegen vernünftige Wirte sehr gut beraten sind, sich gut mit ihnen zu stellen und sich auf sie einzustellen.

Vegan unterwegs und auf Reisen — was kann ich tun?

Da muss man sich so manches Mal entscheiden zwischen veganen Restaurants, die vielfach keine Biokost verwenden, weil ihre Gäste das nicht bezahlen können oder wollen, und dem Einkauf beispielsweise in Reformhäusern oder Bioläden und anschließendem Picknick aus Kartons.

Auf meinen Vortragstouren entscheide ich mich regelmäßig für letztere Variante, zumal sich ein Karton wenigstens in schöner Natur platzieren lässt. Wer dabei – entsprechende Witterung vorausgesetzt – ein moderates Sonnenbad nimmt, bekommt zusätzlich seine Tagesdosis Vitamin D in purer Bioqualität der Natur.

Wo bekomme ich auf dem Land vegane Produkte?

Das ist nun wirklich simpel – man kann meist direkt ab Hof bei Biobauern oder in Hofläden usw. einkaufen. Wo kein entsprechendes Schild auf einen solchen Verkauf hinweist, lohnt sich in vielen Fällen das Nachfragen. Viele Landwirte und speziell Biobauern sind sehr kooperativ.

Und sie brauchen genauso unsere Kooperation und Unterstützung als Peace-Food-Veganer – sowohl als Kunden, die fair Produziertes fair bezahlen wollen, wie auch als Verfechter einer neuen, tatsächlich nachhaltigen Landwirtschaft. Immerhin kann Peace-Food die Rettung für Biolandwirte werden, damit sie wieder in Würde und unter vernünftigen Bedingungen Lebensmittel herstellen können, die diesen Namen verdienen und uns alle in die (Lebens-)Mitte zurückbringen.

Und wir sind damit schon auf einem guten Weg: Viele Qualitätsprodukte entsprechend agierender Biobauern gibt es inzwischen bereits in zahlreichen gängigen Lebensmittelgeschäften und auch Supermärkten.

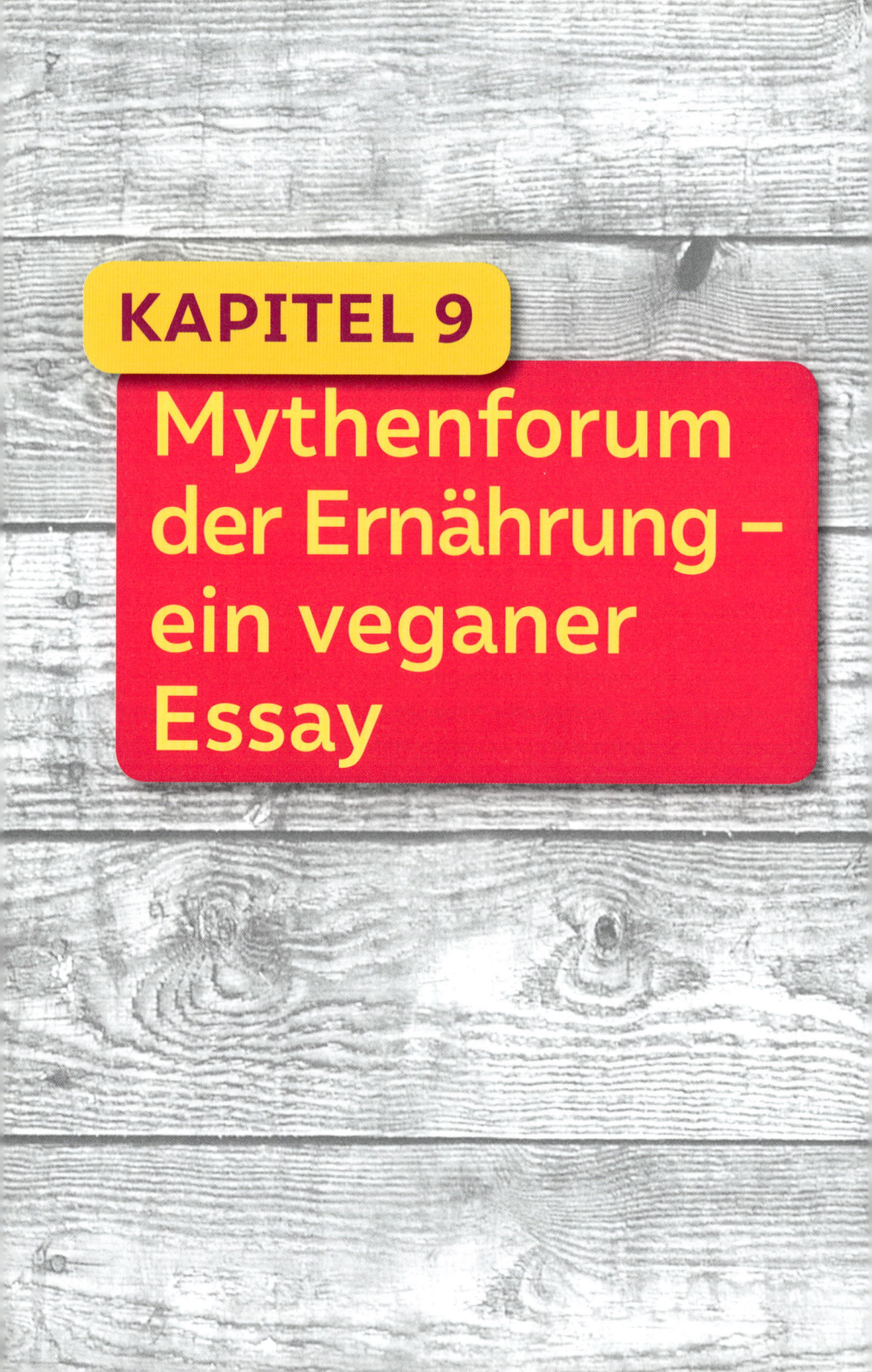

KAPITEL 9

Mythenforum der Ernährung – ein veganer Essay

Wir wissen einfach nicht sicher, was unsere frühesten Vorfahren genau verzehrt haben, denn davon ist viel zu selten etwas übrig geblieben. Daher haben alle möglichen Leute mit allen möglichen Interessenlagen immer wieder Spekulationen zum Urzeitessen abgegeben. Und genau das möchte ich jetzt auch tun.

Der Urzeitmensch – ein vollwertig-veganer Sammler

Sehen wir uns an, wie es wahrscheinlich gewesen ist, und ein paar Dinge sind auch einigermaßen sicher. Anfangs hatten die ganz frühen Menschen weder Werkzeuge noch Waffen und nicht einmal Macht über Feuer. Sie müssen daher notgedrungen Sammler gewesen sein. Möglicherweise haben sie immer mal wieder Würmer, Käfer & Co. gefunden; vor allem dürfte ihre Nahrung aber aus Pflanzen(-teilen) bestanden haben, die sie durch die Urwelt wandernd sammelten.

Es gab damals sicher keine so schönen großen Früchte – vielleicht mit Ausnahme der Kokosnüsse (unser heutiges Riesenobst beruht übrigens auf Züchtungen aus Rosengewächsen). Auch Getreidekörner wie heute gab es noch nicht; unsere Ahnen mussten sich mit sehr dürftigen Vorstufen in Form von Gräsersamen zufrieden geben. So sammelten sie also Vollwertiges, da es anderes gar nicht gab, und erweiterten dabei ständig ihr Ernährungsrepertoire durch Versuch, Irrtum – und selbstverständlich Erfahrung.

Urprinzip Mutter (Natur)

Etwa 35 000 bis 25 000 Jahre alt sind die bislang gefundenen ersten Spuren des Menschen in Westeuropa – wie die schwäbische Venus vom Hohle Fels oder die österreichische Venus von Willendorf. Damals dürfte ein Matriarchat bestanden haben mit Verehrung der Großen Göttin (Mutter Natur). Ohne künstliches Licht menstruierten wohl alle Frauen zu Neumond und schwangen im selben Rhythmus, wie es heute auch wieder geschehen kann, wenn Frauen sich ohne Kunstlicht in die Natur zurückziehen.

Höhlenleben und Matriarchat

Irgendwann in grauer Vorzeit haben unsere Vorfahren in Europa im Hügel- und Bergland vor allem zum Schutz in Höhlen gelebt, dort wo es eben solche gab. Darin war es ähnlich kalt wie heute, weswegen sie sich vermutlich eng aneinander gekuschelt im Schlaf wärmten. Tagsüber durchstreiften sie das Land auf permanenter Futtersuche. Neben der Angst vor wilden Tieren trieb sie vor allem die zu verhungern um, da ihre Nahrung knapp und kalorisch wenig ergiebig war. Der Frau kam naturgemäß eine sehr bedeutende Aufgabe zu: Leben gebären und (stillend) bewahren.

Übrigens ist das Kalorienthema massiv überschätzt. Viele Vitalkostbewusste belegten bereits eindrucksvoll, dass es viel weniger auf Kalorien ankommt, als wir heute glauben, sondern auf Nährstoffe, wie beispielsweise die russische Ärztin und Wissenschaftlerin Galina Schatalowa (1916–2011) in ihrem auf Russisch 1996 erschienenen Buch »Wir fressen uns zu Tode« schrieb. Mit einer Hand voller Kräuter kann mancher sich also satt fühlen, weil der Nährstoffbedarf dadurch gedeckt ist. Das dürfte das menschliche Überleben in kargen Urzeiten sehr gefördert haben.

Die Saat geht schließlich auf

Wenn eine Frau damals wegen Schwangerschaft oder Stillzeit bzw. jemand krank oder verletzt zurückbleiben musste, wurden ihnen sicherlich gesammelte Samen, Fruchtstände und dergleichen mitgebracht zur Höhle. Die Geschwächten warteten darauf höchstwahrscheinlich vor der Höhle, da es drin allein auf Dauer viel zu kalt war. Insofern werden sie die essbaren Kostbarkeiten auch draußen vor der Höhle verspeist haben. Selbst wenn sie das zwar gierig, aber doch sorgfältig gemacht haben dürften, werden einzelne Samen auf die Erde gefallen und bei nächster Gelegenheit aufgegangen sein. Die frühen Menschen dürften mit Staunen bemerkt haben, dass ihre Sammelpflanzen ihnen »entgegenkamen«. Schließlich werden sie den Zusammenhang verstanden und in der Folge Wildkräuter- und Gemüsepflanzungen um die Höhleneingänge begonnen haben. Schon aus Sicherheitsgründen wurden diese ersten Beete bestimmt sehr höhlennah angelegt.

Vom Pflanzensammler zum Fleischjäger

In ganz früher Vorzeit ohne Werkzeuge wird der Mensch kaum viele nahrungsrelevante Tiere erwischt haben – und wenn, diese wohl eher nicht per Gebiss zerlegt und verspeist haben.

Vor etwa zwei Millionen Jahren begann der Mensch effektiver zu jagen; davon zeugen beispielsweise steinerne Schneidgeräte und Waffen sowie Tierknochen mit Schnittspuren aus Kenia in Afrika. Europäische Speerfunde sind wohl um die 300 000 Jahre alt. Höhlenmalereien im nordspanischen Altamira und El Castillo (etwa zwischen 35 000 und 40 000 Jahre alt) sowie in Südfrankreich (Chauvet – ca. 36 000 Jahre alt, Lascaux – ca. 19 000 Jahre alt) belegen eindrucksvoll u.a. das systematische Erlegen größerer Tiere, der Fleischverzehr des Menschen dürfte also noch wichtiger und umfangreicher geworden sein.

Vermutlich ging man zu Urzeiten in Horden – also Männer, Frauen und zumindest etwas größere Kinder – auf Ausdauer- und später auch auf Fallenjagd. Durch zunehmende Erfahrung und dadurch erfolgreichere (Jagd-)Techniken verbesserte sich die Versorgungslage, die Kinderzahl wuchs. U.a. deshalb wurden wiederum die Tierbestände kleiner, die Konkurrenz zu Raubtieren größer – und die Jagd gefährlicher. Oft mussten die Jäger lange Strecken zurücklegen, um geeignete Fleischlieferanten zu finden. Und sie änderten die Taktik: Statt das Wild zu treiben, schlichen sie sich an. Diese Pirsch war mit vielen kleinen Kindern schwer möglich. Deshalb mussten sich stillende Frauen höhlennah um den Nachwuchs kümmern. Ihnen fiel nunmehr die Sammleraufgabe zu, und nach und nach wurden sie wohl von der Jagd ausgeschlossen. Somit konnten sie sich nicht länger selbst mit Tierprotein versorgen und wurden abhängig von den Jagenden. Wer von den Männern die größte Beute mitbrachte, geriet wohl zum Begehrenswertesten für die Frauen.

Vom Wild- zum Haustier

Irgendwann mag eine Bison- oder eine Hirschkuh ein Kalb gehabt haben, das der Spur seiner getöteten Mutter bis zur Höhle nachlief. Im Zweifelsfall wurde es meist auch gleich aufgegessen. Aber irgendwann mag sich der Urmensch – wahrscheinlich eine Frau – ein weibliches Kalb behalten haben, das dann mit der Menschenhorde lief und sich an diese gewöhnte. Trotzdem wurde es – seinen Instinkten folgend – trächtig und bekam sein Junges bei den Menschen. So könnte seine menschliche Schutzpatronin an seine Milch gekommen sein. Schließlich werden auch andere solch eine Milchquelle begehrt haben, und so dürfte sich vor der Höhle allmählich eine kleine Tierherde gebildet haben.

Das Patriarchat nimmt seinen Lauf

Mit der Bändigung des Feuers wurden immer neue Dinge essbar. Als das erste Feuer in die Höhle gezerrt und domestiziert wurde, zerbröckelte tendenziell die Vormachtstellung der Frauen, denn sie fielen nun aus dem gemeinsamen Rhythmus und der ungeheuren Resonanz, die dadurch entstand. Zugleich dürften die meist männlichen Jäger an Einfluss gewonnen und ihren Aktionsradius immer mehr ausgeweitet haben. Schließlich werden sie den Frauen die Tierherde genommen und sie in flacheres Land gebracht haben, wo sie besser weiden konnten und besser zu beschützen waren.

So dürfte die Cowboy-Idee geboren worden sein, und Tierherden wurden in den Ebenen immer weiter weg von den Höhlen immer größer. Irgendwann werden Männer auch die Gärten verlegt und Häuser mit ihren sich entwickelnden Werkzeugen gebaut haben, die sie mit ihren immer besseren Waffen verteidigen konnten. So wuchs die Macht der Männer, und was (lebens-)wichtig war, nahmen sie nach und nach in ihre Obhut, wie die Tierherden und die Gärten, die unter ihrer Herrschaft zu Feldern wurden. Den kleinen Kräutergarten und vielleicht ein paar domestizierte Tiere werden sie den Frauen bei der Behausung gelassen haben, aber der Rest wurde immer weiter optimiert.

Massenindustrie Nahrung

Und das passiert bis heute, wo die Landwirtschaft archetypisch männlich komplett durchindustrialisiert ist und riesige Weizensteppen von Armeen von Mähdreschern bearbeitet werden, riesige Tierherden allmählich in riesige Massentierzuchthäuser verlegt wurden, um in überdimensionierten Industrieschlachthöfen zu (ver-)enden. Die Lebensmittel sind längst zu Nahrungsmitteln verkommen, haben ihre Unschuld schon lange verloren und sind voller Gift, um das Geschäft mit ihnen ohne Rücksicht auf Verluste zu fördern, den Profit zu maximieren.

Alles Wesentliche geriet auf diese Weise schließlich in männliche Hand, Ernährung war die längste Zeit das Allerwichtigste gewesen.

Die vegane Idee setzt sich durch

In diese Situation, die bereits von der Aur(or)a eines neuen Morgens und wachsenden Unbehagens erfüllt war, das sich in Büchern wie Karen Duves »Anständig essen« und Jonathan Safran Foers »Tiere essen« niederschlug, platzten erst vor Kurzem die China Study von T. Colin Campbell sowie die Arbeiten von Dr. Caldwell Esselstyn und Dean Ornish (siehe dazu die Seiten 11f. und 48).

In dieser Zeit schrieb ich »Peace-Food«, um diese Studien populär zu machen und dieser Stimmung Ausdruck zu verleihen. Und plötzlich ging es wie ein Erwachen durch viele Menschen, die schon lange spürten, dass etwas grundsätzlich nicht mehr stimmte, sondern völlig schieflief. Jetzt endlich fiel der vegane Gedanke auf fruchtbaren Boden und explodierte förmlich. Zur Zeit von Franz von Assisi hatte dessen große Seele das schon gespürt, aber damals war die Zeit noch nicht reif.

Zurück zu gesunden Wurzeln

Heute jagt ein veganes Kochbuch das andere, überall eröffnen vegane Cafés und Restaurants, entsprechende Supermärkte schießen aus dem Boden. Die anfangs ihre Energie in massivem Widerstand gegen die vegane Welle vergeudende Nahrungsmittelindustrie ist längst auf den immer schneller fahrenden veganen Zug aufgesprungen und versucht, ihr Süppchen auf einem ungeeigneten Feuer zu kochen.

Ungeeignet, weil etwas qualitativ völlig anderes passiert, das die große Industrie der Konzerne gar nicht mehr braucht – und vor allem nicht mehr will. Etwas, das auch die vielen Aggressionsausbrüche und Wutanfälle erklärt, die vielen Missverständnisse und Zerwürfnisse im Zusammenhang mit der veganen Welle.

Der vor Urzeiten von der Macht verdrängte weibliche Pol erwacht in so vielen Menschen, Frauen und auch vereinzelten Männern und holt sich die Essensmacht zurück direkt in die (Wohn-)Höhle. Statt um Effizienz und Umsatzsteigerung wie bei der konzentrierten, zentralisierten Nahrungsindustrie gelten plötzlich andere Werte: Regional und saisonal sind in. Das verstehen Lebensmittelgiganten wie Nestlé und Unilever nicht – und können es auch gar nicht liefern.

In einer Stadt wie Berlin ist es bereits nicht mehr zu übersehen: In Vor- oder Dachgärten wachsen statt brav-biederer Astern und Tulpen Gemüse und Kräuter, auf den Balkonen bildet sich essbarer Dschungel. An Stadträndern bilden sich wieder kleine Äcker wie vor der Flurbereinigung, wo man bzw. frau sich in die Land- und Gartenarbeit teilt. Biobauern, die die Zeichen der Zeit verstanden haben, verpachten nicht nur günstig Bioland, sondern helfen den Städtern auch mit ihrem Agrarwissen auf die Sprünge. In den Wohnzimmern ist kaum noch Platz zum Repräsentieren für den

Herrn des Hauses, weil überall Dörrapparate, Keimstationen & Co. stehen. Es wächst und gedeiht also in und vor der modernen Höhle – und spiegelt fruchtbar eine sich rasch wandelnde Zeit.

Die Last der Fleischeslust

Der weibliche Pol holt sich die Hoheit über das Essen zurück, und die meisten Männer folgen typischerweise nur zögerlich und widerwillig. Die letzten Bastionen entgleiten den Rückständigen, ihre Symbole verlieren an Wert und werden leicht durchschaubar. Ein Mann, der sich heute noch seines blutigen Steaks rühmt, wirkt längst nicht mehr wie ein richtiger Mann, sondern eher wie einer, der nichts wirklich Männliches zu bieten hat und der einem leidtun kann. Der wird sich peinlich als Macho entlarven und auf seinem Teller Positionen verteidigen, die er schon längst verloren hat.

17% der jungen österreichischen Frauen leben bereits vegan, laut ob allem Neuen so herrlich durchsichtig (um seine Werbekunden) besorgten ORF. Nur eine Momentaufnahme, denn der Marsch geht weiter, und über die Zahlen bei Männern herrscht Schweigen – wie bei vielen Männern überhaupt immer mehr. Sie sind abgehängt auf diesem langen Marsch zurück zu Gesundheit und wohl auch zurück an die Macht. Die Ernährungswelt wird regional und saisonal werden und für Gigakonzerne wie Unilever oder Nestlé und den gesamten männlichen Pol wohl immer enger.

Kampf der Geschlechter? Peace-Food!

Die Veganeiferer mit ihrem (schein-)heiligen Ernst, der bis zum Fanatismus reicht, entsprechen den männlichen Energien, die gleichsam als U-Boote auf der archetypisch weiblichen Gegenseite mitkämpfen, wo überhaupt keine Kämpfe erwünscht sind, wo es vielmehr darum geht, friedlich auf den besseren Weg zu gehen und gut zu essen, statt zu hetzen – in jeder Hinsicht. Hier werden die besseren Angebote gemacht, und wer die nicht annimmt, bleibt einfach zurück. Dass er dann dergestalt abgehängt zum Zetern

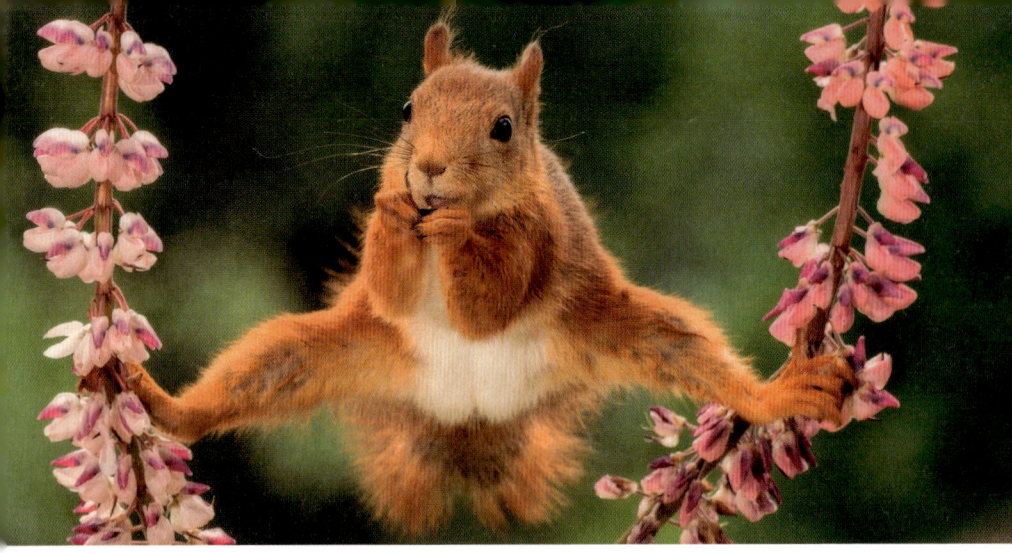

neigt, macht deutlich, wie auch die Zurückgebliebenen spüren, dass sich hier etwas Größeres tut, etwas richtig Großes vielleicht.

Von der Flutwelle zum Friedensfeld

Das erklärt die enorme Energie in diesem Thema und warum die Wellen so schnell so hoch schlagen. Pflanzlich-vollwertig ist schon längst keine Welle mehr, sondern ein Feld ansteckender Gesundheit, und in diesem sucht sich der neue Lebensstil gerade seinen Weg. Und auch wenn Männer die Startschüsse gegeben haben, waren und sind es Frauen, die vorangehen bzw. oft -stürmen. Politik und Bedenkenträger interessieren sie nicht, sie kochen anders und denken schon länger anders, lokal und dezentral, vom Feld in die Hand und in den Mund.

Das ist natürlich Grund zur Sorge fürs Establishment und seine Industrie und Wirtschaft, aber Anlass zu großer Hoffnung für die Verfechter von Gerechtigkeit und Gesundheit, von Frieden, Freiheit und Selbstbestimmung. Besonders Letztere kommt zurück, wenn wir uns aus der Tierproteinfalle lösen und nicht nur die Sucht nach Fleisch, sondern auch nach Milch(-produkten) und überhaupt dem gesamten Industrieschrott aufgeben.

Im Ernährungsbereich lässt sich das wirklich so formulieren. Wir brauchen kein Essen von der Industrie und ihren Konzernen. Wir brauchen es von den Bauern und ihren Feldern, aus den eigenen Gärten und, ja, wir brauchen wieder Gärten. Und so ist bei uns in TamanGa – was Garten Gamlitz (und zugleich Ganesha) meint – unser Garten auch ganz bewusst das Kernstück unseres Seminar- und Gesundheitszentrums.

Gesundheit, Frieden, Freiheit, Selbstbestimmung

Viele Veganer, die den Schritt zu »Peace-Food« bereits geschafft haben, möchten weitergehen, sich im Sinne des »Geheimnisses der Lebensenergie« auch aus der Zuckersucht verabschieden sowie ihrer Gesundheit und besonders der ihres Nervensystems zuliebe außerdem Gluten, dem Weizenkleber, Adieu sagen.

Diese neue Freiheit ist eines der beglückendsten Geschenke der Ernährungsumstellung, die so leicht zu einer generellen Umstellung werden kann; vielleicht sogar zur »Umstellung der Lichter«, wie es der österreichische Schriftsteller Gustav Meyrink (1868 – 1932) in zahlreichen seiner Romane – Klassiker der fantastischen Literatur – formulierte. Umstellung der Lichter – das kann heißen: wenn die Füße friedvoll im Himmel wurzeln und der Kopf sanft auf dem Boden von Mutter Erde ruht. Wenn Bewusstsein zu Bewusstheit, wenn Wachsamkeit zu Achtsamkeit geworden ist. Die Fülle der Freiheit und der Überfluss an Lebensenergie sind in Worten schwer zu fassen, aber umso zauberhafter zu erleben.

»Give peace/peas a chance« statt »big/pig business«

Guten und großen Appetit auf die neue Zeit wünsche ich uns allen und natürlich auch allen Mischköstlern – ihr habt noch das meiste Entwicklungspotenzial, und wir freuen uns auf euch!

Ihr *Ruediger Dahlke*

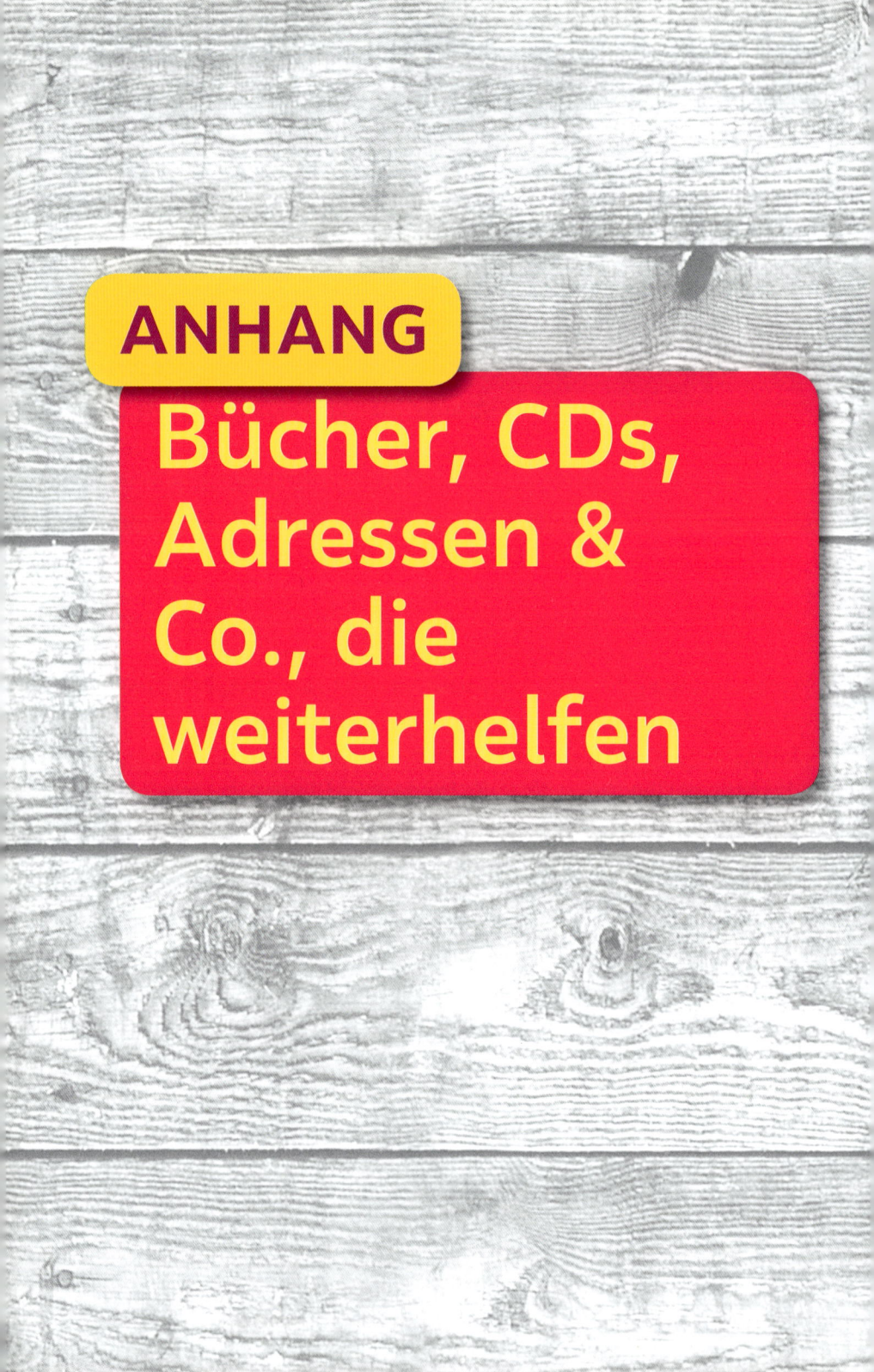

Veröffentlichungen & Co. von Ruediger Dahlke (Auswahl)

Neuerscheinungen 2017

Fasten-Wandern. Knaur MensSana • Fasten-Einstiege. ZS • Omega – in der inneren Fülle ankommen (mit Veit Lindau) • Die Demenz-Falle (mit Gerald Hüther). Beide Goldmann Arkana • Die Spiel-Film-Therapie (mit Margit Dahlke). Edition Einblick www.heilkundeinstitut.de

Neuerscheinungen 2016

Das Lebensenergie-Kochbuch – Essen für Herz und Hirn (vegan-glutenfrei). Goldmann • Tiere als Spiegel der menschlichen Seele (mit Irmgard Baumgartner). Goldmann • Bewusst fasten. Königsfurt-Urania

Gesundheit und Ernährung

Peace-Food. 2011 • Peace-Food – das vegane Kochbuch • Peace-Food – vegano-italiano. 2014 • Vegan für Einsteiger. 2014 • Vegan schlank. 2015 • Peace-Food – vegan einfach schnell. 2015 (alle GU) • Geheimnis der Lebensenergie. Goldmann, 2015 • Veganize your life (mit Renato Pichler). Riemann, 2015 • Richtig essen. 2011 • Das große Buch vom Fasten • Fasten: Das 7-Tage-Programm. 2011 • Das kleine Buch vom Fasten • Mein Programm für mehr Gesundheit. 2009 • Ganzheitliche Wege zu ansteckender Gesundheit. 2011 (alle www.heilkundeinstitut.at) • Wieder richtig schlafen. 2014 • Die Notfallapotheke für die Seele. 2009 (beide

Goldmann) • Vom Mittagsschlaf zum Powernapping. 2011 • Sinnlich fasten (mit Dorothea Neumayr). 2010 (beide Nymphenburger) • Die wunderbare Heilkraft des Atmens (mit Andreas Neumann). Heyne, 2009 • Störfelder und Kraftplätze. Crotona, 2013
Filme Ruediger Dahlke – ein Leben für die Gesundheit • Körper – Tempel der Seele – der Fastenfilm (beide www.heilkundeinstitut.at)
Apps SymSym »Krankheit als Symbol« (für iTunes, Android und Google) • SymSym »Disease as a Symbol« (in Englisch; für iTunes)

Grundlagenwerke

Die Schicksalsgesetze. 2009 • Das Schattenprinzip. 2010 • Die Lebensprinzipien (mit Margit Dahlke). 2011 (alle Goldmann Arkana)

Krankheitsdeutung und Heilung

Krankheit als Symbol. Bertelsmann, 2014 (überarbeitet und erweitert) • Angstfrei leben. 2013 • Wenn wir gegen uns selbst kämpfen – Schattenreise ins Licht. 2014 • Seeleninfarkt. Zwischen Burnout und Bore-out. 2013 (alle Goldmann) • Krankheit als Sprache der Seele. 2008 • Krankheit als Weg (mit Thorwald Dethlefsen). 2000 • Frauen-Heil-Kunde (mit Margit Dahlke und Volker Zahn). 2003 • Krankheit als Sprache der Kinderseele. 2010 • Herz(ens)probleme. 2011 • Das Raucherbuch. 2011 (alle Goldmann) • Verdauungsprobleme (mit Robert Hößl). Knaur, 2001

Weitere Deutungsbücher

Die Spuren der Seele (mit Rita Fasel). GU, 2010 • Der Körper als Spiegel der Seele. www.heilkundeinstitut.at, 2009 • Die Psychologie des Geldes. Goldmann, 2011 • Krankheit als Chance. GU, 2014 • Die 4 Seiten der Medaille (mit Christoph Hornik). Goldmann, 2015

Worte der Weisheit

Weisheitsworte der Seele. Crotona, 2012 • Worte der Dankbarkeit und des Vertrauens. www.heilkundeinstitut.at, 2011 • Die Kraft der vier Elemente (mit Bruno Blums Bildern). Crotona, 2011 • Roman: Habakuck und Hibbelig. Allegria, 2004

Krisenbewältigung

Die Liste vor der Kiste. Terzium, 2014 • Lebenskrisen als Entwicklungschancen. Goldmann, 2002 • Von der großen Verwandlung. Crotona, 2011

Geführte Meditationen

CDs: www.heilkundeinstitut.at – Downloads: Arkana Audio
Grundlagen Das Gesetz der Polarität • Das Gesetz der Anziehung • Das Bewusstseinsfeld • Die Lebensprinzipien – 12-CD-Set • Die 4 Elemente • Elemente-Rituale • Schattenarbeit
Krankheitsbilder Allergien • Angstfrei leben • Ärger und Wut • Depression • Die Wege des Weiblichen • Hautprobleme • Herzensprobleme • Kopfschmerzen • Krebs • Leberprobleme • Mein Idealgewicht • Niedriger Blutdruck • Rauchen • Rückenprobleme • Schlafprobleme • Sucht und Suche • Tinnitus und Gehörschäden • Verdauungsprobleme • Vom Stress zur Lebensfreude
Allgemeine Themen Der innere Arzt • Heilungsrituale • Ganz entspannt • Tiefenentspannung • Energie-Arbeit • Entgiften – Entschlacken – Loslassen • Bewusst fasten • Den Tag beginnen • Lebenskrisen als Entwicklungschancen • Partnerbeziehungen • Schwangerschaft und Geburt • Selbstliebe • Selbstheilung • Traumreisen • Mandalas • Naturmeditation • Die Lebensaufgabe finden
Kindermeditationen Märchenland • Ich bin mein Lieblingstier

Weitere geführte Meditationen und Übungen (www.heilkundeinstitut.at)
7 Morgenmeditationen • Die Leichtigkeit des Schwebens • Die Psychologie des Geldes (Übungen) • Die Notfallapotheke für die Seele (Übungen) • Die Heilkraft des Verzeihens • Eine Reise nach innen • Erquickendes Abschalten mittags und abends • Schutzengelmeditationen

Vorträge von R. Dahlke auf CD (www.heilkundeinstitut.at) R. Dahlkes Buchthemen u.v.m.

Videobücher DVD I: Geistige Gesetze – Spielregeln für ein glückliches Leben • DVD II: Krankheitsbilder – Sprache der Seele und ihre Bedeutung • DVD III: Integrale Medizin – Therapien aus ganzheitlicher Sicht

Nützliche (Internet-)Adressen zu R. Dahlke

Seminare, Ausbildungen, Trainings, Vorträge Heil-Kunde-Institut Graz, Oberberg 92, A – 8151 Hitzendorf, Tel. 00 43/316/7 19 88 85, Fax -719 88 86; Internet: *www.dahlke.at*; E-Mail: *info@dahlke.at*

Seminar- und Gesundheitszentrum TamanGa (25 Minuten vom Airport Graz entfernt) Fastenwochen mit Ruediger Dahlke – DaseinsZeit (veganes Leben in der Gruppe)
A – 8462 Gamlitz, Labitschberg 4; Internet: *www.taman-ga.at*

Informationen zur Arbeit von R. Dahlke

Allgemein www.dahlke.at
Dahlke-Seminarzentrum www.taman-ga.at
Webshop www.heilkundeinstitut.at
Lebenswandelschule Eine sich ständig weiterentwickelnde Lebensschule für neuen Bewusstseins- und Lebenswandel in vielen Bereichen – Start mit dem »Feld ansteckender Gesundheit«, wie z.B. Onlinefasten (seit 2016; *www.lebenswandelschule.com/online-fasten/*), Ernährungsseminare und Psychosomatik. Hinzu kommen

Persönlichkeitsentwicklung mit den »Schicksalsgesetzen« (die Spielregeln des Lebens), dem »Schattenprinzip« (das Wichtigste aller Gesetze, das Polaritätsgesetz), die Themen Glück, Erfolg u.v.m. Internet: *www.lebenswandelschule.com*

Weitere nützliche (Internet-)Adressen

Naturella	www.naturella.at
Pure Raw	www.pureraw.de
Govinda	www.govinda-natur.de
Alnatura	www.alnatura.de
Alnavit	www.alnavit.de
Zwergenwiese	www.zwergenwiese.de
Regenbogenkreis	www.regenbogenkreis.de
Vitakeim	www.vitakeim.de

Geräte zur Smoothie-Herstellung

Uns haben sich als die besten, formschönsten und vom Preis-Leistungs-Verhältnis günstigsten die Geräte der Firma Bianco di puro erwiesen. Für Singles und Kleinfamilien reicht der Bianco piano, für größere und höhere Ansprüche gibt es verschiedene Angebote. Auf alle Geräte bekommt 10% Rabatt, wer den Namen Dahlke angibt. bianco di puro GmbH & Co. KG, Maarweg 255, 50825 Köln; *https://www.bianco-power-shop.de*

Adressen veganer Gesellschaften im deutschsprachigen Raum:

Vegane Gesellschaft Österreich
www.vegan.at

VEBU/Vegetarierbund Deutschland e.V., Berlin
www.vebu.de

Swiss-Veg/Vegetarisch • Vegan • Für Tiere, Umwelt & Gesundheit, Winterthur
www.swissveg.ch

Foodwatch e.V., Berlin

www.foodwatch.de
Aus der Homepage: »foodwatch entlarvt die verbraucherfeindlichen Praktiken der Lebensmittelindustrie und kämpft für das Recht der Verbraucherinnen und Verbraucher auf qualitativ gute, gesundheitlich unbedenkliche und ehrliche Lebensmittel.«

Utopia GmbH, München

www.utopia.de
Aus der Homepage: »Unsere Vision: nachhaltige Entwicklung in Wirtschaft und Gesellschaft. Unser Beitrag: nachhaltige Kaufberatung.«
　Utopia will Verbraucher informieren und dadurch inspirieren, Konsumverhalten und Lebensstil nachhaltig zu verändern.

Stadtacker.net – urbane Landwirtschaft im Netz

www.stadtacker.net
Aus der Homepage: »stadtacker.net ist eine interaktive Internetplattform, auf der Wissen, Erfahrungen, Aktivitäten und Projekte aus dem Bereich der urbanen Landwirtschaft und des Stadtgärtnerns gesammelt werden.«

Register

Achtsamkeit 26, 131
Allergien 15, 67, 77
Alte 7, 70
Alzheimer 75, 87
ANA (American Nutrition Association) 32, 65f.
Antibiotika 77, 111
Autoimmunkrankheiten 13

Ballaststoffe 112f.
basisch 111
Bier 110
Biofleisch 47f.
Bluthochdruck 73, 80

Cholesterinspiegel 80

Darm 26, 29, 36, 81f., 87, 90, 112
Deutsche Gesellschaft für Ernährung (DGE) 32, 65
Diabetes mellitus 13, 15
Diabetiker 80

Eisen 71, 108, 116
Eisenlieferanten 116
Eiszeit 39
Eiweiß 40, 68, 75, 97, 100f., 110
Entzündungen 76f., 116
Evolution 39, 42

Fasten 12, 18, 25f., 32, 51f., 74f., 77, 79f., 86, 89, 104
Fastenwoche 25, 52, 79f., 105
Fleischersatzprodukte 21, 102
Fleischgeschmack 41
Folsäure 44, 53
Fruktoseintoleranz 88

Gelatine 110
Gewichtsreduktion 17
Giftstoffe 66
Gluten 25, 52, 60, 69f., 81, 84, 86f., 103, 110, 131
glutenfrei 25, 82, 93, 120
Grillaromen 107

Hautprobleme 86
Heißhunger 107
Herzinfarkt 73
Herz-Kreislauf-Erkrankungen 13
Hildegard von Bingen 25, 52
Hildmann, Attila 13, 21, 44
Histamin 32
Histaminintoleranz 89
Honig 19, 62, 110f.
Hülsenfrüchte 54, 97, 100f., 116

Jugendliche 7, 68

Kaffee 52, 109
Kalium 34f., 116
Kalzium 102, 108
ketogene Diät 75
Kinder 7, 65, 67, 125
Kleinkinder 65
Kopfschmerzen 69, 85
Kosmetika 63
Krebs 15, 19, 51, 75f., 112
Krebserkrankungen 13, 59, 75f.

Leaky-Gut-Syndrom 82, 86
Lebenslänge 60
Leder 63
Leistungssportler 7, 68

Lupine 54, 75, 91, 101f.

Mangelerscheinungen 34, 74
Massentierzuchthäuser 15, 36
Meditation 26, 88
Milchersatzprodukte 51, 103
Mischköstler 28, 31, 36, 41, 44, 48, 53f., 105, 111, 113
Muskelaufbau 43f., 83f.
Muttermilch 40, 66

Nährstoffmangel 53
Nahrungsergänzung 34
Nervensystem 34, 69, 85, 87, 107

Omega-3-Fettsäuren 34f., 44, 69, 113f., 117
Osteoporose 45, 57

Peace-Food 12, 14f., 19, 21, 23, 26, 37, 42, 49, 52, 58f., 61, 63, 77, 79f., 85f., 90f., 93, 95f., 109, 121, 127, 129, 131
Psyche 61
Psychosomatik 26, 51, 57, 76
Pubertät 68

Räuchersalz 107
Räuchertofu 107
Reizdarm 86
Restaurant 7, 120
Rheuma 79
Rohkost 89ff.
satt 93, 124

Sättigungsbeilagen 31, 83, 93, 104
Säuglinge 65
Schattenprinzip 24ff., 29, 31
Schokolade 15, 46
Schwangere 7, 53, 66
Schwangerschaft 66, 116, 124
Schwermetalle 66

Seidentofu 103
Seitan 103
Serotonin 57
Sportler 68f.
Stillen 66
Stillzeit 124
Studien 16, 19, 23, 37, 42, 48, 59f., 65, 71, 91, 109, 127
Süßlupine 68, 75, 101f.
Superfood 117f.

Tempeh 91, 103
Tierschutz 28, 62
Tofu 41, 101ff.
Transfette 113
Typ-1-Diabetes 66, 80

Übergewicht 13, 85, 87
übersäuern 102, 111
Übersäuerung 84, 101
Untergewicht 83f., 105
unterwegs 7, 120
Urzeitessen 123
Urzeitmensch 123

Vitamin B12 34, 45, 103, 107ff.
Vitamin-B12-Mangel 17, 32, 34
Vitamin D 108, 116, 121
Vitamin-D-Lieferanten 117
Vitamin-D-Mangel 44, 108
Vorfahren 88f., 123f.
Wein 21, 110

Weltgesundheitsorganisation (WHO) 19, 42, 46, 48
Welthunger 46

Zahnpasta 108
Zöliakie 87
Zucker 25f., 42, 46, 52, 109, 114f.

FENSTER ZU KÖRPER UND SEELE

👁 **Von den Bestseller-Autoren Rita Fasel und Ruediger Dahlke**

👁 **In langjähriger Praxis erprobt**

👁 **Für jeden leicht und ohne Hilfsmittel durchführbar**

Augendiagnose leicht gemacht
Wer in den Augen lesen kann, erkennt viel über die körperliche und seelische Verfassung eines Menschen. Die Autoren erklären anschaulich und leicht verständlich die wichtigsten Merkmale und deren Hintergründe.

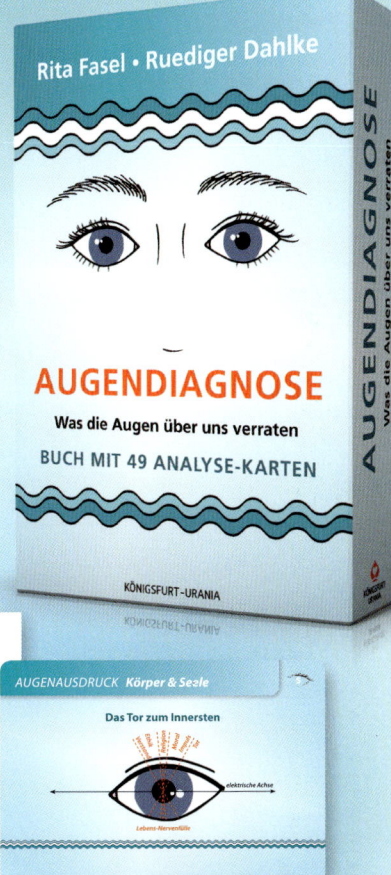

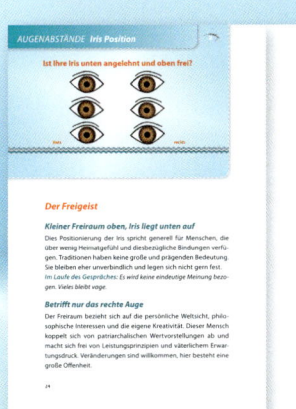

RITA FASEL / RUEDIGER DAHLKE
AUGENDIAGNOSE
Buch, farbig, 112 Seiten und 49 Analysekarten
ISBN 978-3-86826-146-2

BEWUSST FASTEN
Ein spiritueller Wegweiser zu neuen Erfahrungen

35 Jahre Praxis und Erfahrungen

Komplett überarbeitete und erweiterte Fassung des ersten Buchs von Ruediger Dahlke

Nach neuen wissenschaftlichen Erkenntnissen

Bewusst fasten bedeutet eine tiefe Reinigung auf allen Ebenen – Körper, Geist und Seele kommen zur Ruhe und neue Energie kann erwachsen.

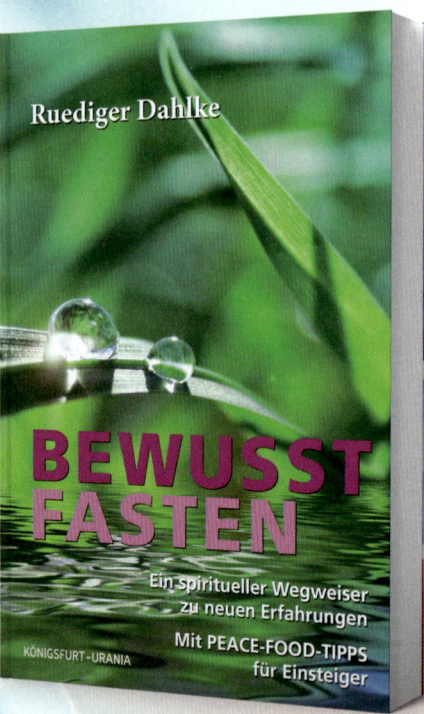

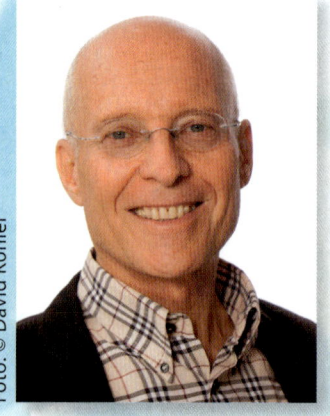

Foto: © David Köhler

Bestseller-Autor Dr. med. Ruediger Dahlke ist als Arzt, Trainer, Referent und Autor international gefragt.

**Ruediger Dahlke:
BEWUSST FASTEN
Ein spiritueller Wegweiser
zu neuen Erfahrungen.**
ISBN 978-3-86826-138-7